Perumal Ponraj

Antioxidantes químicos na reprodução de pequenos ruminantes

Perumal Ponraj

Antioxidantes químicos na reprodução de pequenos ruminantes

Efeito benéfico dos antioxidantes químicos na reprodução de pequenos ruminantes

ScienciaScripts

Imprint

Cover image: www.ingimage.com

This book is a translation from the original published under ISBN 978-620-7-64829-0.

Publisher:
Sciencia Scripts
is a trademark of
Dodo Books Indian Ocean Ltd. and OmniScriptum S.R.L publishing group

120 High Road, East Finchley, London, N2 9ED, United Kingdom
Str. Armeneasca 28/1, office 1, Chisinau MD-2012, Republic of Moldova, Europe
Printed at: see last page
ISBN: 978-620-7-75196-9

Dedicado aos meus queridos pais e professores

PREFÁCIO

A procura de informações sobre a melhoria da qualidade do sémen de pequenos ruminantes está a registar um aumento significativo. Este interesse crescente é motivado pela necessidade de utilização efectiva de germoplasma superior, que é essencial para melhorar a produtividade do leite e da carne na indústria pecuária. À medida que a população global continua a expandir-se, o mesmo acontece com a necessidade de produtos animais de alta qualidade, tornando o melhoramento genético um foco crítico para os criadores de gado e agricultores.

A inseminação artificial (IA) surgiu como uma técnica fundamental para o melhoramento genético do gado. Ao permitir a reprodução controlada e selectiva dos animais, a IA ajuda a propagar características desejáveis nas populações, aumentando assim a qualidade geral e a produtividade do gado. No entanto, o sucesso da Al depende em grande medida da qualidade do sémen utilizado. A má qualidade do sémen pode levar a baixas taxas de fertilidade, o que, por sua vez, prejudica a eficácia dos programas de reprodução.

Vários factores podem afetar negativamente a qualidade do sémen, sendo o stress oxidativo um dos principais culpados. O stress oxidativo leva à produção de espécies reactivas de oxigénio (ROS), que podem danificar os espermatozóides, afectando a sua viabilidade e funcionalidade. Nas espécies caprina (cabra) e ovina (ovelha), a manutenção de uma elevada qualidade do sémen é particularmente difícil devido à sua suscetibilidade a factores de stress ambientais e fisiológicos.

Para contrariar estes efeitos prejudiciais, vários aditivos químicos foram identificados como benéficos na preservação e melhoria da qualidade do sémen. Os antioxidantes desempenham um papel crucial ao neutralizarem as ROS, protegendo assim os espermatozóides dos danos oxidativos. Além disso, os açúcares e as proteínas podem fornecer nutrientes essenciais e apoio estrutural aos espermatozóides, ajudando ainda mais a manter a sua integridade e função.

Este livro abrangente investiga a miríade de factores que afectam a qualidade do sémen em pequenos ruminantes e explora as potenciais soluções para estes desafios. Fornece informações detalhadas sobre o papel de diferentes compostos químicos e aditivos na preservação da qualidade do sémen e na melhoria dos resultados de fertilidade. A informação apresentada será inestimável para uma vasta gama de profissionais da indústria pecuária.

Os cientistas que trabalham em laboratórios de andrologia e de processamento de sémen considerarão este livro particularmente útil, uma vez que oferece conhecimentos avançados e orientações práticas para melhorar a qualidade do sémen. Os criadores de animais e os produtores de leite beneficiarão da compreensão das mais recentes técnicas e aditivos que podem melhorar a eficiência reprodutiva dos seus efectivos. Além disso, os bancos comerciais de sémen congelado e as empresas que fabricam extensores e conservantes obterão informações valiosas sobre os últimos avanços e as melhores práticas para a conservação do sémen.

Em geral, este livro é um recurso vital para qualquer pessoa envolvida no campo da reprodução e criação de pequenos ruminantes, fornecendo as ferramentas e os conhecimentos necessários para melhorar a qualidade do sémen e, em última análise, melhorar a produtividade do gado.

Perumal Ponraj

Índice

Capítulo 1 : Cloridrato de cisteína na conservação do sémen de pequenos ruminantes

P. PERUMAL

ICAR-Central Island Agricultural Research Institute, Port Blair-744105, Ilhas Andaman e Nicobar, Índia

RESUMO

Avaliou-se o efeito do cloridrato de cisteína no extensor de sémen sobre os parâmetros de qualidade do sémen de um macho da raça Teressa. Um total de 25 amostras de sémen de seis patos foram seleccionadas para o estudo. Os espermatozóides foram incubados em 2,5 mM, 5 mM e 10 mM de cloridrato de cisteína como Gr II, III e IV, respetivamente. As amostras de sémen líquido armazenado foram analisadas quanto à motilidade, viabilidade, anomalia total dos espermatozóides, membrana plasmática, integridades acrossomal e nuclear, enzimas intracelulares (aspartato aminotransferase; AST, alanina aminotransferase; ALT e lactato desidrogenase; LDH), efluxo de colesterol, capacidade antioxidante total seminal (TAC) e malondialdeído (MDA) em comparação com o grupo de controlo (Gr I) durante 96 h. Os resultados revelaram que o sémen tratado com cloridrato de cisteína (5 mM) tinha significativamente ($P<0,05$) maior motilidade, viabilidade, membrana plasmática, integridades acrossomal e nuclear e TAC e tinha significativamente ($P<0,05$) menores anomalias espermáticas totais, AST, ALT, LDH, MDA e efluxo de colesterol em comparação com os de outros grupos tratados com cloridrato de cisteína e de controlo em diferentes horas de armazenamento líquido. Os parâmetros de qualidade do sémen e os antioxidantes mostraram uma tendência crescente e as anomalias totais do esperma, MDA, fuga de enzimas intracelulares e efluxo de colesterol mostraram uma tendência decrescente do Gr I para o Gr III e depois tendências opostas do Gr III para o Gr IV em diferentes horas de armazenamento líquido. Assim, o cloridrato de cisteína 5 mM foi a dose adequada para a conservação do sémen líquido em cabras Teressa.

Palavras-chave: Cloridrato de cisteína, sémen, cabra Teressa, Ilhas Andaman e Nicobar

Introdução

A cabra Teressa é uma raça de caprinos em perigo de extinção nas ilhas Andaman e Nicobar, na Índia; por conseguinte, é necessário prestar maior atenção à sua conservação *in situ/ex situ* (Jeyakumar *et al.* 2020). Devido ao efeito combinado de graves tensões térmicas, de marcha e nutricionais durante a estação seca do verão, a cabra Teressa apresenta um fraco desempenho reprodutivo e produtividade nas ilhas Andaman e Nicobar. O recenseamento dos efectivos pecuários (Governo da Índia) revelou que a população de cabras diminuiu de 2007 a 2019 (4,25 %) nas ilhas Andaman e Nicobar devido a várias razões, incluindo a consanguinidade intensiva, a falta de reprodutores adequados e a gestão da reprodução.

A inseminação artificial (IA) é uma ferramenta biotecnológica mais comum, simples e económica para uma ampla distribuição de germoplasma de elite de espécies animais, em comparação com outras técnicas de reprodução assistida, como a transferência de embriões, etc. A preservação do sémen é um passo importante na IA, que mantém o

esperma por um período mais longo com boa fertilidade e fácil transporte de germoplasma de elite em todo o mundo (Wen *et al.* 2019). A IA pode ser feita com o uso de sémen líquido ou congelado; no entanto, o sémen líquido mostrou taxas de gravidez significativas em comparação com o sémen congelado (Maxwell e Salamon 1993). Além disso, foi referido que, à medida que a duração da conservação aumentava, a qualidade do sémen e a taxa de conceção diminuíam

(O'Hara *et al.* 2010). A deterioração da qualidade do sémen e a redução da taxa de conceção em sémen preservado são causadas por vários factores e um desses factores é o stress oxidativo devido à geração de espécies reactivas de oxigénio (ROS) no momento da diluição, processamento e preservação do sémen. Os peróxidos lipídicos no plasma seminal foram responsáveis pela infertilidade em 30% a 40% dos homens (Agarwal *et al.* 2014). O armazenamento a frio ou líquido do esperma a uma temperatura refrigerada é utilizado para abrandar o metabolismo e manter o esperma viável durante um período de tempo mais longo. Os antioxidantes desempenham um papel essencial na eliminação de ROS que, por sua vez, desencadeia a peroxidação lipídica nas membranas plasmáticas dos espermatozóides (Baumber *et al.* 2000). Foi relatado que tanto os espermatozóides quanto o plasma seminal contêm sistemas de defesa antioxidante como cisteína, taurina, glutationa reduzida, catalase, glutationa peroxidase e superóxido dismutase (Agarwal e Prabakaran 2005). No entanto, o sistema antioxidante varia em diferentes espécies animais; portanto, os antioxidantes indígenas não foram suficientes para proteger os espermatozóides do stress oxidativo (Baumber *et al.* 2005). Durante o procedimento de diluição, processamento e preservação do sémen, o antioxidante total no sémen é utilizado e esgotado e, entretanto, as ROS são formadas espontaneamente pelos espermatozóides através do metabolismo aeróbico (Gangwar *et al.* 2018), resultando em desequilíbrio entre as actividades antioxidantes e pró-oxidantes, o que, por sua vez, causa peroxidação lipídica em ácidos gordos polinsaturados da membrana plasmática dos espermatozóides. As ERO induzem danos irreversíveis na morfologia e nas funções dos espermatozóides, o que, por sua vez, os torna subférteis ou inférteis. Estas ROS dificultam o sucesso da preservação do sémen e da tecnologia de IA. O método de preparação de extensor e a técnica de preservação de esperma foram obtidos a partir de esperma de touro e modificados para cabra (Amoah e Gelaye 1997). Além disso, a concentração de ácidos gordos polinsaturados na membrana plasmática ou no sémen é maior e o esperma não tem um componente citoplasmático significativo que contenha antioxidantes na cabra em comparação com outras espécies; portanto, o espermatozoide de cabra sofre mais do que outras espécies (Sinha *et al.* 1996). Por conseguinte, é necessário otimizar ou melhorar o extensor de sémen para obter uma melhor qualidade do sémen com uma fertilidade mais elevada através da utilização de aditivos ou antioxidantes adicionais adequados nas espécies caprinas em conservação líquida. A suplementação de antioxidantes exógenos no extensor de sémen (Shoae e Zamiri 2008, Perumal *et al.* 2013) ou a alimentação de antioxidantes (Jayaganthan *et al.* 2013) ou a implantação de melatonina de libertação lenta (Perumal *et al.* 2018) ou óleo de linhaça (Perumal *et al.* 2019) foram tentadas para reduzir os efeitos deletérios do stress oxidativo durante a preservação do sémen. No entanto, nos últimos anos, aditivos incluídos nos extensores, como glutationa (Perumal *et al.* 2013), taurina (Perumal *et al.* 2013), catalase (Perumal *et al.* 2013), trealose (Perumal *et al.* 2015), superóxido dismutase (Perumal 2014), melatonina (Perumal *et al.* 2015), etc. para melhorar a qualidade do sémen, bem como a fertilidade *in vivo* ou *in vitro* em espécies animais.

A cisteína é um aminoácido de baixo peso molecular que contém tiol, penetra facilmente na membrana celular e é um precursor da biossíntese de glutatião intracelular, melhorando a concentração de GSH (Sagara *et al.* 1993) que, por sua vez, neutraliza e evita a formação de radicais livres, mantém a integridade da membrana e aumenta a eficiência do movimento flagelar em meio fluido (Perumal *et al.* 2011 a, Perumal *et al.* 2011 b). A cisteína tem um efeito importante na diminuição das ROS durante a preservação (Uysal e Bucak 2007). Além disso, estudos anteriores relataram que a adição de cisteína aos extensores melhorou a qualidade do esperma durante o armazenamento líquido (Salvador *et al.* 2006, Pagl *et al.* 2006, Partyka *et al.* 2015, Lee *et al.* 2020) e criopreservação (Bilodeau *et al.* 2001, Uysal e Bucak 2007; Atessahin *et al.* 2008, Coyan *et al.* 2011; Zhandi e Ghadimi 2014, Sharafi *et al.* 2015) em diferentes espécies. A análise da literatura disponível revelou que não há informações sobre o efeito do cloridrato de cisteína no extensor de sémen nos parâmetros de qualidade do sémen ou na taxa de fertilidade em espécies caprinas das Ilhas Andaman e Nicobar. Por conseguinte, o presente estudo formulou a hipótese de que a inclusão de cloridrato de cisteína poderia melhorar os parâmetros de qualidade do sémen *in vitro*, os antioxidantes seminais e reduzir a fuga de enzimas intracelulares e o efluxo de colesterol no sémen de Teressa buck das Ilhas Andaman e Nicobar. Com isto, o objetivo do presente estudo foi avaliar os efeitos de diferentes concentrações de cloridrato de cisteína no extensor de sémen sobre os parâmetros de qualidade do sémen in vitro, os antioxidantes seminais, a fuga de enzimas intracelulares e o efluxo de colesterol do sémen líquido conservado de pato Teressa das Ilhas Andaman e Nicobar.

MATERIAIS E MÉTODOS

Localização do estudo

O presente estudo foi realizado no âmbito do projeto de melhoramento de caprinos do ICAR-AICRP no ICAR-Central Island Agricultural Research Institute (ICAR-CIARI), em Port Blair, nas ilhas Andaman e Nicobar, na Índia, situadas entre 6°45 e 13°41 de latitude norte e 92°12 e 93°57 de longitude leste. Esta experiência foi realizada no pico da estação seca de verão, ou seja, em janeiro (precipitação: 125,80 mm, THI: 84,16, hora de luz: 8,54 h) e fevereiro (precipitação: 13 mm, THI: 83,73, hora de luz: 9,37 h) nas Ilhas Andaman e Nicobar, Índia.

Animais de laboratório

Foram seleccionados para esta experiência seis (n=6) indivíduos saudáveis com um índice de condição corporal de 2,5 a 3,5 (boa condição). Foram seleccionados para a experiência cabritos da raça Teressa com três a quatro anos de idade, pesando 34 a 36 kg. As cabras Teressa eram mantidas num sistema semi-intensivo que lhes permitia o

acesso ao pasto natural das 7:30 às 12:00 horas e as mantinha no galpão o resto do dia. Os animais foram mantidos sob práticas de maneio uniformes, de acordo com o programa da exploração. De acordo com o programa da exploração, foram efectuados os procedimentos gerais de desparasitação, vacinação, prevenção de doenças, corte dos pêlos do pénis e aparo dos pés.

Conceção experimental

O extensor de sémen Tris-glicose-citrato-gema de ovo (TGCE) utilizado neste estudo continha Tris: 3,604 g, glucose: 1 g, ácido cítrico: 1.65 g, gema de ovo fresca: 10 mL, estreptomicina: 100 mg e penicilina: 1,00,000IU e diferentes concentrações de cloridrato de cisteína (0 mM, 2,5 mM, 5 mM e 10 mM, no Grupo II ou III ou IV, respetivamente) para 100 mL de água deionizada. O extensor para o controlo (Grupo I) não continha cloridrato de cisteína. O pH final do extensor de sémen foi ajustado para 6,8-7,0 nos três grupos experimentais. As amostras de sémen foram diluídas para manter a concentração de espermatozóides de 100-120 milhões/palha. Todas as amostras de sémen diluídas foram conservadas a uma temperatura refrigerada (5°C) durante cinco dias e as amostras de sémen foram avaliadas quanto a vários parâmetros de qualidade do sémen e perfis antioxidantes após 30 min, 12 h, 24 h, 48 h, 72 h e 96 h.

Recolha de sémen

Os ejaculados de sémen foram recolhidos de cada macho duas vezes por semana, entre as 6.00 e as 7.30 da manhã, utilizando o método padronizado da vagina artificial. Cada macho teve dois ejaculados

recolhidos, com um intervalo de uma hora entre eles. Estes ejaculados foram colocados num banho de água (37 °C) imediatamente após a recolha do sémen e testados quanto às características de rotina da qualidade do sémen, tais como volume, cor, pH, concentração de espermatozóides e atividade de massa. Os ejaculados com uma ampla gama de pH, padrões de cor estranhos ou uma pequena quantidade foram rejeitados, enquanto os restantes ejaculados foram inspeccionados e processados para investigação posterior. Os ejaculados foram testados para parâmetros seminais de rotina e aceites para avaliação depois de cumprirem as normas do Protocolo Mínimo Padrão (MSP), tais como concentração: >2,5 × 109 espermatozóides/mL; atividade de massa: >3+, motilidade individual: >70%, e anormalidade geral não superior a 10%. Seguindo a metodologia de seleção acima descrita, foram escolhidos 50 de 72 ejaculados (6 patos x 12 ejaculados). Na sequência das avaliações preliminares, dois ejaculados sucessivos do mesmo macho (doravante designados por "amostra", n = 25) foram agrupados e tratados com uma diluição inicial dupla com um extensor Tris-glicose-citrato-gema de ovo específico para caprinos, previamente aquecido (37 °C). Assim, 50 ejaculados escolhidos foram reunidos a partir de 72 colheitas originais para fornecer 25 amostras para a experiência. As amostras parcialmente diluídas foram transportadas para o laboratório num frasco isolado cheio de água quente (37 °C) para processamento posterior. As amostras de esperma diluídas foram retidas em tubos de vidro e arrefecidas de 37 para 5°C a uma taxa de 0,2-0,3°C/min, e depois mantidas a 5°C durante toda a experiência. As características da qualidade do esperma foram testadas após 30 min, 12 h, 24 h, 48 h, 72 h e 96 h.

Avaliação do sémen

Parâmetros seminais, como motilidade espermática (Salisbury *et al.* 1978), viabilidade e anormalidades morfológicas totais dos espermatozoides pela coloração de Eosina-Nigrosina (Agarwal *et al.* 2016), integridade acrossomal pela coloração de Giemsa (Watson 1975) e integridade da membrana plasmática pelo teste de dilatação hipo-osmótica (Jayendran *et al.* 1984) e integridade nuclear pela técnica de coloração de Feulgen (Barth e Oko 1989) foram determinados com procedimentos padrão.

Ensaios bioquímicos

Uma alíquota de sémen de cada amostra foi centrifugada a 3000 × g durante 15 minutos a 4°C; os pellets de esperma foram separados e lavados por ressuspensão em tampão fosfato salino (PBS) e centrifugados (três vezes). Uma gota de plasma seminal foi examinada sob um microscópio de alta potência para determinar se estava livre de espermatozóides. Os espermatozóides foram adicionados a 1 mL de água desionizada após a centrifugação final, congelados e mantidos a -80°C para análise posterior. A concentração de espermatozóides foi avaliada no momento da estimativa e depois rediluída para incluir 150 milhões de células por mL. O MDA e o colesterol total foram medidos nos espermatozóides, enquanto AST, ALT, LDH e TAC foram avaliados no plasma seminal.

O nível de peroxidação lipídica dos espermatozóides foi medido pela determinação da produção de malondialdeído (MDA) usando ácido

tiobarbitúrico (TBA) de acordo com o método de Suleiman *et al.* (1996). Os antioxidantes no plasma seminal (mM/L) foram estimados pelo kit de ensaio colorimétrico TAC (709001; Cayman Chemical Co., EUA) de acordo com as directrizes do fabricante. O conteúdo de colesterol nos espermatozóides foi estimado com o uso do kit de ensaio de colesterol (Span Diagnostics Ltd., Índia), e os resultados foram expressos como µg de colesterol/10^8 espermatozóides. As actividades de enzimas intracelulares, como AST, ALT e LDH, foram estimadas no plasma seminal com um kit de ensaio (Span Diagnostics Ltd., Índia).

Análise estatística

A análise estatística foi efectuada utilizando o procedimento PROC GLM do software Statistical Analysis Software (SAS, versão 9.3.1; SAS Institute, Inc., Cary, NC, 2011). A análise de variância (ANOVA) foi aplicada para determinar os efeitos do cloridrato de cisteína nos parâmetros de qualidade do sêmen e nos perfis bioquímicos do sêmen líquido preservado e, para comparação múltipla, foi aplicado o teste de intervalo múltiplo de Duncan. Os dados relativos aos parâmetros de qualidade do sémen e aos perfis bioquímicos foram analisados através do procedimento de modelos lineares gerais (séries temporais com medidas repetidas). Os valores médios foram expressos como média ± SEM. As diferenças foram consideradas significativas se $P<0,05$.

RESULTADOS

O presente estudo revelou que o sêmen de cabra Teressa era principalmente de cor branca cremosa com um volume médio de 0,92 ± 0,23 mL, atividade de massa de 3,75 ± 0,05, pH de 6,88 ± 0,04,

concentração de 3,74 ± 0,07 × 10^9 espermatozóides por mL, motilidade de 86,16 ± 1,62%, viabilidade de 87,32 ± 0,93%, anormalidade espermática total de 6.26±0,16%, integridade acrossomal de 88,79±1,10%, integridade da membrana plasmática de 87,60±1,36%, integridade nuclear de 86,22±0,67%, TAC de 1,34±0,06 mM/L, MDA de 2.19±0,03 nM/10^8 espermatozóides, colesterol total de 26,99±0,88 pg/10^8 espermatozóides, AST de43,26±1,35 U/L, ALT de 15,34±0,34 U/L e LDH de 215,94±3,10 U/L. Os resultados revelaram que o sêmen tratado com cloridrato de cisteína 5 mM teve significativamente ($p < 0,05$) maior motilidade, viabilidade, membrana plasmática, integridade acrossomal e nuclear e TAC e teve significativamente ($p < 0.05$) anormalidades espermáticas totais mais baixas, vazamento de AST, ALT e LDH, MDA e efluxo de colesterol em comparação com os grupos de controle, 2,5 mM e 10 mM tratados com cloridrato de cisteína em diferentes horas de armazenamento líquido (Tabela 1 e Tabela 2). Além disso, esses parâmetros de qualidade do sêmen e antioxidantes mostraram tendência de aumento e a anormalidade total do esperma, MDA, vazamento de enzimas intracelulares e efluxo de colesterol mostraram tendência de diminuição do Gr I para o Gr III e, em seguida, tendências opostas do Gr III para o Gr IV em diferentes horas de armazenamento líquido. Assim, o cloridrato de cisteína 5 mM foi a dose óptima ou adequada para a conservação do sémen líquido no sémen de Teressa buck. Além disso, o cloridrato de cisteína 2,5 mM e 10 mM foram inferiores ao tratamento com 5 mM para essas características do sêmen, e houve uma diferença significativa ($P<0,05$) entre 2,5 mM ou 10 mM e 5 mM para essas respostas. A partir dos dados deste experimento, ficou óbvio que a adição de cloridrato de cisteína, especialmente a 5 mM, ao diluente de sêmen resultou em uma melhoria significativa na qualidade do sêmen, na atividade antioxidante e na redução do efluxo de colesterol, no vazamento de enzimas intracelulares e na produção de MDA no sêmen caprino armazenado *in vitro* a 5°C por 30 min, 12 h, 24 h, 48 h, 72 h e 96 h.

Imediatamente após a diluição (30 min), os grupos de tratamento e de controlo apresentavam motilidade espermática total, viabilidade, integridade acrossomal, integridade da membrana plasmática, integridade nuclear, anomalia espermática total, TAC, MDA, AST, ALT e LDH semelhantes, ao passo que, nos intervalos de tempo subsequentes, estes parâmetros de qualidade do sémen e a TAC eram mais elevados e a anomalia espermática, MDA, AST, ALT e LDH eram significativamente mais baixas ($P < 0,05$) nos grupos tratados com cloridrato de cisteína, em comparação com o grupo de controlo. No entanto, foram observados parâmetros de qualidade do sémen e TAC significativamente mais elevados ($P < 0,05$) e menor anormalidade espermática, MDA, AST, ALT e LDH no grupo III contendo 5 mM de cloridrato de cisteína. Assim, os espermatozóides de pato tratados com 5 mM de cloridrato de cisteína tiveram maior qualidade seminal e TAC por mais tempo. Portanto, isso pode ser concluído que o cloridrato de cisteína ajudou a manter a qualidade do esperma por mais tempo.

DISCUSSÃO

A inclusão de cloridrato de cisteína no diluidor de sémen melhorou os parâmetros de qualidade do sémen e os perfis antioxidantes, diminuiu a fuga de enzimas intracelulares, evitou o efluxo de colesterol, reduziu a formação de MDA, as anomalias nucleares e as anomalias morfológicas totais dos espermatozóides de cabra. Assim, o cloridrato de cisteína melhorou e protegeu a integridade estrutural e o desempenho funcional dos espermatozóides a um nível mais elevado. Estudos anteriores relataram que o cloridrato de cisteína melhorou a qualidade do sémen, bem como a taxa de fertilidade em diferentes espécies animais durante o armazenamento líquido (Salvador *et al.* 2006, *Paglet al.* 2006, Partyka *et al.* 2015, Lee *et al.* 2020) e criopreservação (Bilodeau *et al.* 2001, Uysal e Bucak 2007, Atessahin *et al.* 2008, Coyan *et al.* 2011; Zhandi e Ghadimi 2014, Sharafi *et al.* 2015), faltaram investigações semelhantes na cabra Teressa e, com o melhor das literaturas disponíveis; esta é a primeira informação sobre o efeito do cloridrato de cisteína no esperma preservado em líquido na cabra Teressa.

A membrana dos espermatozóides de mamíferos contém um nível mais elevado de ácidos gordos poli-insaturados, pelo que os espermatozóides são susceptíveis à peroxidação lipídica, que ocorre como resultado da oxidação-redução dos lípidos da membrana por moléculas de oxigénio parcialmente reduzidas, como o superóxido, o peróxido de hidrogénio e os radicais hidroxilo (Asadpour *et al.* 2012). Os peróxidos lipídicos prejudicam a função espermática através da alteração da motilidade dos espermatozóides, da integridade da membrana e dos danos no ADN dos espermatozóides através do stress oxidativo, bem como da produção de aldeídos citotóxicos (Griveau *et al.* 1995). Além disso, o sistema de defesa antioxidante do plasma seminal e espermatozóides é comprometido durante o processamento e preservação do sémen

(Alvarez e Storey 1992). A adição de antioxidantes exógenos ao extensor de sémen melhorou a qualidade do esperma porque os antioxidantes exógenos modulam o sistema antioxidante do sémen (Asadpour *et al.* 2012). Os antioxidantes podem ajudar a prevenir o processo oxidativo (Sikka 2004), uma vez que os aminoácidos são moléculas carregadas (Anchordoguy *et al.* 1988) que interagem electrostaticamente com os grupos fosfato dos fosfolípidos da membrana plasmática do esperma, gerando um revestimento na superfície do esperma que o protege de choques de temperatura. A cisteína é rapidamente oxidada em cistina fora da célula. A cistina e a cisteína são transportadas para o interior da célula por diferentes transportadores. A cisteína é um aminoácido de baixo peso molecular que contém tióis; é um precursor da biossíntese de glutationa intracelular e aumenta o nível de glutationa; desempenha um papel antioxidante na prevenção da produção de malondialdeído, resultando em maior atividade da SOD, que por sua vez neutraliza e impede a formação de radicais livres e mantém a integridade da membrana e aumenta a eficiência do movimento flagelar de forma eficiente em meio fluido (Perumal *et al.* 2011 a, Perumal *et al.* 2011b).

A melhoria da qualidade do sêmen devido à adição de cloridrato de cisteína exógena registrada no presente estudo foi relatada anteriormente na forma de motilidade, viabilidade e integridade das membranas (Perumal *et al.* 2011a). Além disso, a adição de cloridrato de cisteína exógeno melhorou significativamente as percentagens de viabilidade espermática e membrana plasmática intacta a um nível de 5 mM (Slaweta e Laskowska 1987). O cloridrato de cisteína ajuda a manter a integridade do acrossoma normal (Sinha *et al.* 1996) e estabiliza a membrana plasmática dos espermatozóides, aumentando assim a motilidade. Além disso, nas células do esperma, reage com muitas ROS diretamente para proteger estas células contra o stress oxidativo; assim, a motilidade do esperma foi mantida (Bilodeau *et al.* 2001). Portanto, neste estudo, a motilidade, a viabilidade e a integridade das membranas das células espermáticas foram maiores no extensor tratado com cloridrato de cisteína em armazenamento líquido (Perumal *et al.* 2014). Além disso, protege a integridade da membrana mitocondrial e a estrutura do citoesqueleto dos flagelos do esperma como efeito de proteção celular (Perumal *et al.* 2011a). Os resultados foram consistentes com os resultados de Funahashi e Sano (2005). A percentagem de espermatozóides viáveis detectada na presente investigação é consistente com os resultados anteriores (Perumal *et al.* 2011). Funahashi e Sano (2005) relataram que um extensor de sémen com 5 mM de cisteína melhorou a viabilidade e a integridade da membrana das células de esperma de javali durante o armazenamento líquido.

As enzimas intracelulares no plasma seminal (AST, ALT e LDH) são essenciais para o metabolismo do esperma que, por sua vez, fornece energia para a sobrevivência, motilidade e fertilidade do esperma (Brooks 1990). As actividades das transaminases no plasma seminal são bons marcadores da qualidade do sémen porque determinam a estabilidade da membrana do esperma (Corteel 1980). Portanto, a maior concentração dessas enzimas transaminase no fluido extracelular é devido a danos na membrana do esperma e facilidade de vazamento de enzimas intracelulares dos espermatozóides (Gundogan 2006). Além disso, as actividades mais elevadas de AST, ALT e LDH no plasma seminal durante o armazenamento líquido são devidas à instabilidade estrutural do esperma (Buckland 1971). No presente estudo, a concentração de enzimas intracelulares foi menor no sémen líquido preservado com 5 mM de cloridrato de cisteína porque mantém a integridade da membrana acrossomal, da membrana plasmática, da membrana mitocondrial e dos flagelos do esperma. Verificou-se que o sémen de búfalo tem uma proporção consideravelmente maior de células de esperma com membrana plasmática intacta após o descongelamento com diluente de ácido tris-cítrico suplementado com 5 mM de cisteína (El-Sheshtawy *et al.* 2008), enquanto um número maior de espermatozóides com integridade funcional da membrana plasmática foi observado em espermatozóides ovinos preservados (Uysal e Bucak 2007) e bovinos (Sariozkan *et al.* 2009) em diluente à base de tris e Bioxcell® suplementado com 2,0 mM e 5,0 mM de cisteína, respetivamente. Tem sido proposto que a suplementação de cisteína no diluente protege a integridade da membrana pela eliminação de moléculas de ROS (Perumal *et al.* 2011a) direta e/ou indiretamente no complexo do diluente de sêmen, que pode romper a membrana do esperma durante o processo de preservação (Bucak *et al.* 2008). Além disso, o efluxo de colesterol e a produção de malondialdeído foram significativamente baixos nos espermatozóides tratados com cloridrato de cisteína do que no grupo de controlo. Assim, o cloridrato de cisteína protegeu o esperma durante a preservação líquida na cabra Teressa.

O cloridrato de cisteína também previne o efluxo de colesterol da membrana do esperma e a produção de MDA no diluente indica que previne a capacitação prematura e a reação acrossomal como um potencial antioxidante. Os fosfolípidos e o colesterol são essenciais para proteger a integridade física dos espermatozóides e a fluidez da membrana celular. O colesterol desempenha uma função importante na membrana do esperma porque a sua libertação da membrana do esperma inicia o passo chave no processo de capacitação e reação acrossómica e estes são cruciais para a fertilização (Witte e Schafer-Somi 2007). Além disso, a inclusão de colesterol em diluentes antes do processamento melhorou a capacidade de preservação que, por sua vez, melhorou a qualidade do esperma e fertilidade (Moore *et al.* 2005). No presente estudo, o efluxo de colesterol e a produção de MDA foram diminuídos no grupo tratado com cloridrato de cisteína do que no grupo de controlo. Portanto, os espermatozóides tratados com cloridrato de cisteína terão maior capacidade de preservação do que os espermatozóides não tratados.

No presente estudo, a concentração de antioxidantes foi maior e a produção de MDA foi significativamente menor no sémen tratado com cloridrato de cisteína. Geralmente, tanto os espermatozóides como o plasma seminal contêm antioxidantes como a cisteína, taurina, glutationa reduzida, catalase, glutationa peroxidase e superóxido dismutase (Agarwal e Prabakaran 2005). Uma concentração mais elevada de material polinsaturado facilmente peroxidável expõe os espermatozóides a um stress oxidativo excessivo e a atividade da superóxido dismutase das amostras de esperma é um bom indicador do seu tempo de sobrevivência. O cloridrato de cisteína a uma dose de 5 mM melhorou significativamente os perfis de qualidade do esperma durante a preservação líquida e exibiu os caracteres antioxidantes, elevando a concentração de antioxidantes.

A qualidade do sémen é afetada pelo cloridrato de cisteína de uma forma dependente da dose (Zhu *et al.* 2022). Um excesso de antioxidante no extensor de sémen causou fluidez da membrana plasmática acima do nível desejado, de acordo com o relatório de Shoae e Zamiri (2008), o que tornou o esperma mais vulnerável à destruição acrosomal e danos na membrana plasmática. Além disso, a quantidade de antioxidante fornecida ao extensor precisa ser avaliada, uma vez que altas doses de antioxidante podem prejudicar os espermatozóides devido a mudanças no estado fisiológico do extensor. Maior viscosidade do diluente, maior quantidade de detritos no diluente, menor pressão osmótica do diluente, diminuição da integridade funcional do acrossoma e da membrana plasmática, maior suplementação de antioxidantes que não inibe a produção de ROS e concomitantemente aumenta os danos aos espermatozóides, e um excesso de antioxidantes que perturba o equilíbrio entre radicais livres e antioxidantes são algumas alterações potenciais no estado fisiológico do extensor (Rahal *et al.* 2014, Lv *et al.* 2019). Assim, uma concentração de aditivos, antioxidantes ou extractos de ervas superior à ideal ou limiar altera o estado fisiológico do extensor e causa a destruição dos espermatozóides, efeitos negativos nos parâmetros seminais e infertilidade. Na cabra, a taxa de sobrevivência dos espermatozóides aumenta à medida que a quantidade de antioxidante dada ao extensor aumenta do controlo para o ótimo e depois diminui à medida que o nível de antioxidante aumenta. No entanto, uma dosagem de antioxidante maior do que o necessário provou ser prejudicial para os espermatozóides (Perumal *et al.* 2015). No presente estudo, os espermatozóides tratados com cloridrato de cisteína (2,5, 5 e 10 mM) mostraram um efeito favorável substancial em comparação com os do grupo de controlo não tratado. No entanto, o cloridrato de cisteína 5 mM no extensor de sémen mostrou um efeito benéfico significativamente maior em comparação com 2,5 e 10 mM; isto implica que os 10 mM foram sobredosados e tóxicos para os espermatozóides e 2,5 mM foi uma dose insuficiente em comparação com 5 mM. Assim, 5 mM foi a dose óptima ou adequada para a preservação líquida do sémen de cabra Teressa. A maior qualidade do sémen de javali, cabra e touro devido à inclusão de cloridrato de cisteína foi previamente documentada na forma de motilidade e membrana acrossomal intacta (Zhu *et al.* 2022, Perumal *et al.* 2011a). A maior porcentagem de membrana plasmática intacta e membrana acrossomal de espermatozóides obtida no presente estudo em sêmen tratado com cloridrato de cisteína 5 mM; portanto, esta amostra de sêmen tratada com cloridrato de cisteína teve maior motilidade. É um desafio comparar os resultados do presente estudo com os de estudos anteriores devido a diferenças nos protocolos de preservação, formulações de extensores entre laboratórios, o tempo de adição/exposição de espermatozóides com cloridrato de cisteína, a concentração de cloridrato de cisteína, entre espécies, diferentes métodos de ensaio, espécies experimentais e variação individual do animal.

A descoberta mais interessante do presente estudo é que o cloridrato de cisteína melhorou a qualidade do sémen da estação seca de verão ao nível dos espermatozóides frescos recolhidos durante a estação das chuvas. Este tipo de espermatozóides pode ser utilizado em diferentes tecnologias de reprodução assistida após a suplementação de antioxidantes durante este período seco de verão. Com base em estudos anteriores, foi observada uma maior qualidade espermática nas amostras de sémen de controlo, tanto de sémen fresco como de sémen líquido armazenado, colhido durante a estação das chuvas, o que provavelmente foi responsável por mascarar quaisquer efeitos significativos da suplementação de antioxidantes nestes tipos de espermatozóides durante a estação das chuvas. De facto, os espermatozóides expressam os seus melhores desempenhos durante a estação das chuvas e normalmente não necessitam de quaisquer melhorias adicionais relativamente aos seus parâmetros de qualidade. Em contraste, os parâmetros de qualidade durante a estação seca de verão foram muito baixos, com efeitos claros dos antioxidantes nas suas melhorias.

O presente estudo concluiu que a adição de 5 mM de cloridrato de cisteína ao extensor de sémen reduziu o stress físico e oxidativo, aumentou os níveis de antioxidantes, melhorou os parâmetros de qualidade do sémen e diminuiu a fuga de enzimas e a formação de radicais livres no sémen de cabras Teressa. Apesar dos resultados positivos, presume-se que as células espermáticas tratadas com cloridrato de cisteína mostrarão um melhor nível de potencial de fertilização em estudos de fertilidade in-vitro ou in-vivo com uma maior taxa de gravidez no campo.

REFERÊNCIAS

Agarwal A, Gupta S e Sharma R. 2016. Procedimento de coloração com Eosina-Nigrosina. In: Agarwal A, Gupta S, Sharma R. (Eds.), Andrological evaluation of male infertility. Springer. https://doi.org/10.1007/978-3- 319-26797-5 8

Agarwal A, Prabakaran S A. 2005. Mechanism, measurement, and prevention of oxidative stress in male reproductive physiology (Mecanismo, medição e prevenção do stress oxidativo na fisiologia da reprodução masculina). *Indian Journal OfExperimental Biology* **43**(11): 963-74.

Agarwal A, Virk G, Ong C e Plessis S. 2014. Efeito do stress oxidativo na reprodução masculina. *Revista Mundial de Saúde Masculina* **32**: 1.

Alvarez J G e Storey B T. 1992. Evidência de aumento do dano peroxidativo lipídico e perda da atividade da superóxido dismutase como um modelo de dano crio sub-letal ao esperma humano durante a criopreservação. *Journal of Andrology* **13**(3): 232-41.

Amoah E A e Gelaye S. 1997. Avanços biotecnológicos na reprodução de cabras. *Jornal de Ciência Animal* **75**: 578-85.

Anchordoguy T, Carpenter J, Looms S e Crowe J. 1988. Mechanisms of interaction of amino acids with phospholipids bilayers during freezing (Mecanismos de interação de aminoácidos com bicamadas de fosfolípidos durante a congelação). *Biochemical and Biophysical Ata* **946**: 505-12.

Asadpour R, Jafari R e Tayefi-Nasrabadi H. 2012. O efeito da suplementação antioxidante em extensores de sémen na qualidade do sémen e na peroxidação lipídica de espermatozóides de touro refrigerados. *Jornal iraniano de investigação veterinária* **13**(3): 246 - 9.

Atessahin A, Bucak M N, Tuncer P B e Kizil M. 2008. Efeitos dos aditivos antioxidantes nos parâmetros microscópicos e oxidativos do sémen de cabra Angorá após o processo de congelação-descongelação. *Small Ruminant Research* **77**: 38-44.

Barth A D e Oko R J. 1989. Preparação do sémen para exame morfológico. In: Morfologia anormal de espermatozóides bovinos. Ames, IA: Iowa State University Press; pp. 8-18.

Baumber J, Ball B A, Gravance C G, Medina V e Davies-Morel M C G. 2000. The effect of reactive oxygen species on equine sperm motility, viability, acrosomal integrity, mitochondrial membrane potential and membrane lipid peroxidation. *Journal of Andrology* **21**: 895-902.

Baumber J, Ball B A e Linfor J J. 2005. Avaliação da criopreservação de espermatozóides de equídeos na presença de enzimas e antioxidantes. *Jornal Americano de Investigação Veterinária* **66**(5): 772-9.

Bilodeau J F, Blanchette S, Gagnon C e Sirard M A. 2001. Os tióis evitam a perda de motilidade espermática mediada por H2O2 no sémen de touro criopreservado. *Theriogenology* **56**(2): 275-86.

Brooks D E. 1990. Biochemistry of the male accessory glands (Bioquímica das glândulas acessórias masculinas). In: Fisiologia da reprodução de Marshall. Ed: G. E. Lamming, 4ª ed., Edimburgo, Churchill Livingstone, pp. 569-690.

Bucak M N, Atessahin A e Yüce A. 2008. Effect of anti-oxidants and oxidative stress parameters on ram semen alter the freeze-thawing process. *Small Ruminant Research* **75**:128-34.

Buckland R B. 1971. A atividade de seis enzimas do plasma seminal e do esperma de galinha. 1. Efeito do armazenamento in vitro e de famílias de irmãos completos na atividade enzimática e na fertilidade. *Poultry Science* **50**(6): 1724-1734.

Corteel J M. 1980. Effects du plasma séminal sur la survie et la fertilité des spermatozoids conservés in vitro. *Reproduction Nutrition Development* **20**(4): 1111-1123.

Çoyan K, Baspinar N, Bucak M N e Akalin P P. 2011. Efeitos da cisteína e da ergotioneína no esperma de carneiro Merino pós-descongelado e nos parâmetros bioquímicos. *Cryobiology* **63**(1): 1-6.

El-Sheshtawy R I, El-Sisy G A e El-Nattat W S. 2008. Utilização de aminoácidos seleccionados para melhorar a criopreservação do sémen de búfalo. *Global Veterinaria* **2**: 146-50.

Funahashi H e Sano T. 2005. Antioxidantes seleccionados melhoram a função do sémen de varrasco estendido armazenado a 10 graus C. *Theriogenology* **63**:160516.

Gangwar C, Saxena A, Patel A, Singh S P, Yadav S, Kumar R e Singh V. 2018. Efeito da suplementação de glutationa reduzida na criopreservação induzida por crioinjúrias de esperma no sémen de touro Murrah. *Animal Reproduction Science* **192:** 171-8.

Griveau J F, Dumont E, Renard P, Callegari J P e Le Lannou D. 1995. Reactive oxygen species, lipid peroxidation and enzymatic defence systems in human spermatozoa. *Jornal de Reprodução e Fertilidade* **103**(1): 17-26.

Gundogan M. 2006. Alguns parâmetros reprodutivos e constituintes do plasma seminal em relação à estação do ano em carneiros Akkaraman e Awassi. *Jornal Turco de Veterinária e Ciência Animal* **30**(1): 95-100.

Jayaganthan P, Perumal P, Balamurugan T C, Verma R P, Singh L P, Pattanaik A K e Meena K. 2013. Efeitos da suplementação de *Tinospora cordifolia* na qualidade do sémen e no perfil hormonal do carneiro. *Ciência da Reprodução Animal* **140**(1): 47-53

Jeyakumar S, Sunder J, Yadav S P, De A K, Kundu A, Kundu M S e Sujatha T. 2020. Estimativa da diversidade genética entre a população de cabras Teressa das ilhas A e N utilizando marcadores de microssatélites. *Jornal Indiano de Investigação Animal* **54**(12): 1465-9.

Jeyendran R S, Van der Ven H H, Perez-Pelaez M, Crabo B G e Zaneveld L J. 1984. Desenvolvimento de um ensaio para avaliar a integridade funcional da membrana do esperma humano e a sua relação com outras características do sémen. *Journal of Reproduction and Fertility* **70**(1): 219-28.

Lee A S, Lee S H, Lee S e Yang B K. 2020. Efeitos da estreptozotocina e S-Allyl-L-cisteína na motilidade, integridade da membrana plasmática e atividade mitocondrial dos espermatozóides de javali. *Tropical Animal Health and Production* **52**: 437-44.

Lv C, Larbi A, Wu G, Hong Q e Quan G. 2019. Melhorar a qualidade do sémen de cabra criopreservado com um extensor de touro comercial suplementado com resveratrol. *Ciência da Reprodução Animal* **208**: 10627.

Maxwell W M e Salamon S. 1993. Armazenamento líquido de sémen de carneiro: uma revisão. *Reproduction, Fertility and Development* **5**: 613-38.

Moore A I, Squires E L e Graham J K. 2005. Adiciona colesterol à membrana plasmática do espermatozoide de garanhão e melhora a criosupervivência. *Cryobiology* **51**(3): 241-249.

O'Hara L, Hanrahan J P, Richardson L, Donovan A, Fair S, Evans A C O e Lonergan P. 2010. Efeito da duração do armazenamento, temperatura de armazenamento e diluente sobre a viabilidade e fertilidade do esperma fresco de carneiro. *Theriogenology* **73:** 541-9.

Pagl R, Aurich C e Kankofer M. 2006. Estado anti-oxidativo e qualidade do sémen durante o armazenamento refrigerado em garanhões. *Jornal de Medicina Veterinária. A, Physiology,*

Pathology, Clinical Medicine **53**: 486-9.

Partyka A, Nizanski W, Bratkowska M e Maslikowski P. 2015. Efeitos da N-acetil-L-cisteína e da catalase na viabilidade e motilidade do esperma de galinha durante o armazenamento líquido. *Reproductive Biology* **15**: 126-9.

Perumal P, Chamuah J K e Rajkhowa C. 2013. Efeito da catalase no armazenamento líquido (5^0 C) do sémen de mithun *(Bos frontalis)*. *Asian Pacific Journal of Reproduction* **2**(3): 209-14.

Perumal P, Chamuah J K, Nahak A K e Rajkhowa C. 2015. Efeito da melatonina no armazenamento líquido (5°C) do sémen com estudo retrospetivo da taxa de parto em diferentes estações do ano em mithun (*Bos frontalis)*. *Asian Pacific Journal of Reproduction* **4**(1): 1-12.

Perumal P, Chang S, Baruah K K e Srivastava N. 2018. A administração de melatonina exógena de liberação lenta modula os perfis de estresse oxidativo e a capacidade de fertilização *in vitro* dos espermatozóides de mithun criopreservados. *Theriogenology* **120**: 79-90.

Perumal P, Chang S, Khate K, Vupru K e Bag S. 2019. A suplementação alimentar de óleo de linhaça modula a produção de sémen e os seus parâmetros de qualidade, congelabilidade, perfis de stress oxidativo, biometria escrotal e testicular e perfis endocrinológicos em mithun. *Theriogenology* **136**: 47-59.

Perumal P, Selvaraju S, Barik A K, Mohanty D N, Das S e Mishra P C.

2011b. Role of reduced glutathione in improving post-thawed frozen seminal characters of poor freezable Jersey crossbred bull semen. *Indian Journal of Animal Sciences* **81**(8): 807-10.

Perumal P, Selvaraju S, Selvakumar S, Barik A K, Mohanty D N, Das R K, Das S e Mishra P C. 2011a. Effect of pre-freeze addition of cysteine hydrochloride and reduced glutathione in semen of crossbred Jersey bulls on sperm parameters and conception rates. *Reprodução em animais domésticos* **46**(4): 636-41.

Perumal P, Vupru K e Rajkhowa C. 2013. Efeito da adição de glutationa reduzida no armazenamento líquido (5°C) do sémen de mithun *(Bos frontalis)*. *Jornal Indiano de Ciências Animais* **83**(10): 1024-8.

Perumal P, Vupru K e Rajkhowa C. 2013. Efeito da adição de taurina no armazenamento líquido (5° C) do sémen de mithun (*Bos frontalis*). *Medicina Veterinária Internacional* **2013**: 1-7; Artigo ID 165348.

Perumal P, Vupru K e Rajkhowa C. 2014. Efeito da adição de cloridrato de cisteína no armazenamento líquido (5° C) do sémen de mithun (*Bos frontalis*). *Indian Veterinary Journal* **91**(2):76-8.

Perumal P, Vupru K e Rajkhowa C. 2015. Efeito da adição de trealose no armazenamento líquido (5° C) do sémen de mithun *(Bos frontalis)*. *Indian Journal of Animal Research* **49**(6): 837-46.

Perumal P. 2014. Efeito da superóxido dismutase no armazenamento líquido (5° C) do sémen de mithun (*Bos frontalis)*. *Journal of Animals* **2014**: 1-9; Artigo ID 821954.

Rahal A, Kumar A, Singh V, Yadav B, Tiwari R, Chakraborty S e Dhama K. 2014. Stress oxidativo, prooxidantes e antioxidantes: a interação. *BioMed Research International* **2014:** 761264.

Sagara J, Miura K e Bannai S. 1993. Cysteine uptake and glutathione level in fetal brain cells in primary culture and in suspension. *Journal of Neurochemistry* **61**: 1667-71.

Salisbury G W, Van Demark N L e Lodge J R. 1978. Physiology of Reproduction and Artificial Insemination of cattle (Fisiologia da reprodução e inseminação artificial de bovinos). H. Freeman e Comp. São Francisco. U.S.A.

Salvador I, Yaniz J, Viudes-de-Castro M P, Gomez E A e Silvestre M A. 2006. Efeito do armazenamento sólido na conservação do sémen caprino a 5 graus C. *Theriogenology* **66**: 974-81.

Sariozkan S, Bucak M N, Tuncer P B, Ulutas P A e Bilgen A. 2009. A influência da cisteína e da taurina nos parâmetros de stress microscópico-oxidativo e na capacidade de fertilização do sémen de touro após a criopreservação. *Cryobiology* **58**(2):134-8.

Sharafi M, Zhandi M e Sharif A A. 2015. Suplementação de extensor de sémen à base de lecitina de soja por antioxidantes: estudo fluxocitométrico complementar em espermatozóides de carneiro pós-descongelados. *Banco de Células e Tecidos* **16**: 261-9.

Shoae A e Zamiri M J. 2008. Efeito do hidroxitolueno butilado nos espermatozóides de touro congelados em extensor de gema de ovo-citrato. *Animal Reproduction Science* **104**(2-4): 414-8.

Sikka S C. 1996. Oxidative stress and role of antioxidants in normal and abnormal sperm function. *Frontiers in Bioscience* **1**: 78-86.

Sinha M P, Sinha A K, Singh B K e Prasad P L. 1996 The effect of glutathione on the motility, enzyme leakage and fertility of frozen goat semen. *Theriogenology* **41**: 237-43.

Slaweta R e Laskowska T. 1987. O efeito do glutatião na motilidade e fertilidade do sémen de touro congelado. *Ciência da Reprodução Animal* **13:** 24953.

Suleiman S A, Ali M E, Zaki M S, Malik E M E A e Nast M A. 1996. Peroxidação lipídica e motilidade dos espermatozóides humanos: papel protetor da vitamina E. *Journal of Andrology* **17**(5): 530-537.

Uysal O e Bucak M N. 2007. Efeitos da glutationa oxidada, albumina de soro bovino, cisteína e licopeno na qualidade do sémen de carneiro descongelado e congelado. *Ata Veterinaria Brno* **76**: 383-90.

Watson P F. 1975. Utilização de uma coloração Giemsa para detetar alterações nos acrossomas de espermatozóides de carneiro congelados. *Veterinary Record* **97**: 12-5.

Wen F, Li Y, Feng T, Du Y, Ren F, Zhang L, Han N, Ma S, Li F, Wang P e Hu J. 2019. O extrato de procianidina de semente de uva (GSPE) melhora a qualidade do esperma de cabra quando preservado a 4 ° C. *Animais* 9. https://doi.org/10.3390/ani9100810

Witte T S e Schafer-Somi S. 2007. Involvement of cholesterol, calcium and progesterone in the induction of capacitation and acrosome reaction of mammalian spermatozoa. *Ciência da Reprodução Animal* **102**(3-4): 181-193.

Zhandi M e Ghadimi V. 2014. Efeito do extensor INRA82 suplementado com glutationa na qualidade do esperma de garanhões caspianos miniatura durante o armazenamento a 5 °C. *Jornal de Ciência Veterinária Equina* **34**: 606-10.

Zhu Z, Zeng Y e Zeng W. 2022. A cisteína melhora a qualidade do esperma do varrasco através da biossíntese de glutationa durante o armazenamento líquido. *Animal Bioscience* **35**(2): 166-76.

Table 1. Comparison of quality parameters of liquid stored Teressa goat spermatozoa following preservation with cysteine hydrochloride (0 mM, 2.5 mM, 5 mM and 10 mM) (Mean ± SEM)

			Total Motility			
	30 min	12 h	24 h	48 h	72 h	96 h
Gr 1	85.66±1.54aA	69.54±1.35aB	61.25±0.78aC	50.71±1.33aD	41.37±1.21aE	38.23±1.53aF
Gr 2	85.66±1.54aA	75.67±1.67bB	69.92±1.64bC	61.45±1.84bD	52.24±1.34bE	45.15±1.43bF
Gr 3	85.66±1.54aA	82.51±1.48cAB	78.46±1.53cBC	74.66±1.54cC	68.35±1.54cD	58.44±1.93cE
Gr 4	85.66±1.54aA	70.73±1.56aB	62.69±1.39aC	52.26±1.81aD	43.62±1.45aE	39.53±1.40aF
			Viability			
	30 min	12 h	24 h	48 h	72 h	96 h
Gr 1	86.73±1.39aA	72.31±0.69aB	61.22±0.67aC	51.56±1.34aD	44.67±1.43aE	39.62±1.22aF
Gr 2	86.73±1.39aA	80.22±1.30bB	72.75±0.79bC	61.16±0.66cD	54.47±1.08bE	46.62±0.87cF
Gr 3	86.73±1.39aA	85.44±1.32cA	80.27±1.20cB	77.25±0.75dC	70.24±0.69cD	59.83±0.82dE
Gr 4	86.73±1.39aA	74.48±1.41aB	63.86±1.31aC	56.62±0.81bD	46.35±1.06aE	42.75±0.69bF
			Total Sperm Abnormality			
	30 min	12 h	24 h	48 h	72 h	96 h
Gr 1	5.75±0.21aA	8.94±0.31bB	12.32±0.51bC	12.85±0.34dD	14.95±0.52cE	17.12±0.45cF
Gr 2	5.75±0.21aA	8.04±0.57abB	9.12±0.32aB	11.83±0.36bC	13.12±0.32bD	13.94±0.41bD
Gr 3	5.75±0.21aA	7.16±0.43aB	8.26±0.42aC	9.16±0.21aC	9.67±0.43aD	10.75±0.32aD
Gr 4	5.75±0.21aA	9.24±0.45bB	10.75±0.32bC	13.62±0.29cD	14.69±0.48cE	16.15±0.35bE
			Acrosomal Integrity			
	30 min	12 h	24 h	48 h	72 h	96 h
Gr 1	87.92±1.26aA	71.82±1.62aB	63.58±1.21aC	52.25±0.69aD	45.37±1.20aE	40.22±1.27aF
Gr 2	87.92±1.26aA	79.93±1.24bB	72.75±0.79bC	64.36±0.78bD	56.73±1.12bE	47.14±0.76bF
Gr 3	87.92±1.26aA	87.65±0.65cA	81.26±1.10cB	77.34±0.83cC	69.85±1.13cD	56.27±0.67cE
Gr 4	87.92±1.26aA	73.82±0.54aB	64.36±1.21aC	56.52±1.10aD	47.36±1.34aE	44.68±0.67aF
			Plasma membrane Integrity			
	30 min	12 h	24 h	48 h	72 h	96 h
Gr 1	86.76±1.63aA	71.25±1.21aB	60.97±1.65aC	51.17±0.36aD	44.36±0.65aE	38.45±0.56aF
Gr 2	86.76±1.63aA	77.84±1.20bB	71.38±1.42bC	61.26±1.26bD	54.83±0.79cE	47.47±0.42cF
Gr 3	86.76±1.63aA	85.46±0.78cA	81.17±1.24cB	74.47±0.56cC	69.75±0.91dD	53.66±0.67dE
Gr 4	86.76±1.63aA	71.77±0.67aB	62.27±1.34aC	55.27±1.27aD	45.87±1.55bE	41.27±0.59bF
			Nuclear Integrity			
	30 min	12 h	24 h	48 h	72 h	96 h
Gr 1	85.74±0.96aA	70.07±1.53aB	66.27±1.71aC	53.75±0.53aD	46.24±1.32aE	39.15±1.84aF
Gr 2	85.74±0.96aA	80.76±0.78bB	71.95±0.67bC	64.25±0.92bD	57.07±1.47bE	48.25±0.58bF
Gr 3	85.74±0.96aA	84.25±0.68cA	82.66±0.63cB	77.34±0.69cC	75.28±1.54cD	58.35±0.94cE
Gr 4	85.74±0.96aA	72.58±1.28aB	67.28±0.75aC	54.93±0.86aD	47.14±1.39aE	40.28±0.55aF

Means bearing different superscripts within rows (A, B, C, D, E and F) and columns (a, b, c and d) differ significantly ($P < 0.05$), n = 25. Gr 1: Control (0 mM, Gr 2: 2.5 mM, Gr 3: 5 mM and Gr 4: 10 mM cysteine hydrochloride.

Table 2. Comparison of biochemical attributes of liquid stored Teressa goat semen following preservation with cysteine hydrochloride (0 mM, 2.5 mM, 5 mM and 10 mM) (Mean ± SE)

Total Cholesterol (µg/10^8 sperm)						
	30 min	12 h	24 h	48 h	72 h	96 h
Gr 1	25.68±0.74aA	17.23±0.59aB	13.56±0.59aC	10.38±0.43aD	7.24±0.34aE	4.56±0.06aF
Gr 2	25.68±0.74aA	20.47±0.86bcB	16.28±0.73bC	11.52±0.44aD	8.76±0.38aE	5.77±0.19aF
Gr 3	25.68±0.74aA	23.28±0.75cB	20.58±0.64cC	16.85±0.61bD	12.45±0.37bE	9.26±0.35bF
Gr 4	25.68±0.74aA	20.24±0.84abB	17.95±0.42bcB	11.26±0.46aC	7.86±0.50aD	6.78±0.43aD
Total antioxidant capacity (mM/L)						
	30 min	12 h	24 h	48 h	72 h	96 h
Gr 1	1.13±0.05aA	0.68±0.05aB	0.47±0.04aBC	0.38±0.04aCD	0.24±0.04aDE	0.15±0.02aE
Gr 2	1.13±0.05aA	0.67±0.06aB	0.57±0.05abBC	0.44±0.03abCD	0.38±0.05abDE	0.42±0.03abE
Gr 3	1.13±0.05aA	1.02±0.05bB	0.76±0.06bC	0.54±0.04bCD	0.46±0.04bDE	0.35±0.03bE
Gr 4	1.13±0.05aA	0.62±0.04aB	0.57±0.04abBC	0.36±0.03aCD	0.25±0.03aDE	0.16±0.03aE
Malondialdehyde (nM/10^8 sperm)						
	30 min	12 h	24 h	48 h	72 h	96 h
Gr 1	1.98±0.03aA	2.54±0.04bB	3.17±0.04cC	3.57±0.04cD	4.34±0.06cE	4.65±0.03cF
Gr 2	1.98±0.03aA	2.26±0.03abB	2.58±0.04bC	3.24±0.04bD	3.46±0.03bE	3.96±0.05bF
Gr 3	1.98±0.03aA	2.05±0.04aB	2.14±0.05aC	2.47±0.05aD	3.24±0.04aE	3.45±0.05aE
Gr 4	1.98±0.03aA	2.13±0.03abB	2.45±0.06bC	3.03±0.04bD	3.75±0.05bE	3.67±0.06bF
Aspartate amino transferase (U/L)						
	30 min	12 h	24 h	48 h	72 h	96 h
Gr 1	41.64±1.43aA	65.36±0.76cB	81.46±0.78dC	90.56±0.84dD	100.55±0.67dE	110.52±1.13dF
Gr 2	41.64±1.43aA	61.55±1.32bB	71.37±0.64bC	78.35±0.48bD	80.24±0.36bE	88.77±0.86bF
Gr 3	41.64±1.43aA	54.45±0.76aB	66.67±0.53aC	69.48±0.67aD	75.36±0.41aE	78.45±0.65aF
Gr 4	41.64±1.43aA	65.47±1.37cB	78.76±0.74cC	81.66±0.46cD	88.28±0.73cE	96.55±0.76cF
Alanine amino transferase (U/L)						
	30 min	12 h	24 h	48 h	72 h	96 h
Gr 1	14.45±0.43aA	20.54±0.43dB	23.75±0.33dC	28.65±0.44dD	35.27±0.32cE	41.14±0.44dF
Gr 2	14.45±0.43aA	18.45±0.51bB	20.34±0.34bC	23.26±0.53bD	27.35±0.61bE	30.35±0.83bF
Gr 3	14.45±0.43aA	14.97±0.32aB	15.57±0.67aC	16.17±0.34aD	19.63±0.42aE	24.26±0.64aE
Gr 4	14.45±0.43aA	19.87±0.43cB	22.66±0.35cC	25.36±0.43cD	28.56±0.52bE	30.38±0.61cF
Lactate dehydrogenase (U/L)						
	30 min	12 h	24 h	48 h	72 h	96 h
Gr 1	206.43±4.45aA	254.36±3.09cB	296.38±3.37dC	325.67±3.56cD	374.65±3.66cE	425.37±3.66dF
Gr 2	206.43±4.45aA	256.28±3.56bB	272.77±3.63bC	315.46±2.79bD	355.36±3.74bE	378.85±4.26bF
Gr 3	206.43±4.45aA	237.48±3.28aB	257.66±3.56aC	287.27±3.86aD	308.48±4.63aE	356.61±3.57aF
Gr 4	206.43±4.45aA	258.69±3.81bB	282.37±2.48cC	335.77±2.45cD	377.31±4.68cE	394.66±4.86cF

Means bearing different superscripts within rows (A, B, C, D, E and F) and columns (a, b, c and d) differ significantly ($P < 0.05$), n = 25. Gr 1: Control (0 mM, Gr 2: 2.5 mM, Gr 3: 5 mM and Gr 4: 10 mM cysteine hydrochloride.

Capítulo 2 : Glutatião reduzido na conservação do sémen de pequenos ruminantes

P. PERUMAL

ICAR-Central Island Agricultural Research Institute, Port Blair-744105, Ilhas Andaman e Nicobar, Índia

RESUMO

Avaliou-se o efeito da glutationa reduzida no extensor de sémen sobre os parâmetros de qualidade do sémen de um macho da raça Teressa. Um total de 25 amostras de sémen de seis patos foram seleccionadas para o estudo. Os espermatozóides foram incubados em 2 mM, 4 mM e 6 mM de glutationa reduzida como Gr II, III e IV, respetivamente. As amostras de sémen líquido armazenado foram analisadas quanto à motilidade, viabilidade, anomalia total dos espermatozóides, membrana plasmática, integridades acrossomal e nuclear, enzimas intracelulares (aspartato aminotransferase; AST, alanina aminotransferase; ALT e lactato desidrogenase; LDH), efluxo de colesterol, capacidade antioxidante total seminal (TAC) e malondialdeído (MDA) em comparação com o grupo de controlo (Gr I) durante 96 h. Os resultados revelaram que o sémen tratado com glutatião reduzido (4 mM) tinha significativamente ($P<0{,}05$) maior motilidade, viabilidade, membrana plasmática, integridades acrossomal e nuclear e TAC e tinha significativamente ($P<0{,}05$) menores anomalias espermáticas totais, AST, ALT, LDH, MDA e efluxo de colesterol em comparação com os de outros grupos tratados com glutatião reduzido e de controlo em diferentes horas de armazenamento líquido. Os parâmetros de qualidade do sémen e os antioxidantes mostraram uma tendência crescente e as anomalias totais do esperma, MDA, fuga de enzimas intracelulares e efluxo de colesterol mostraram uma tendência decrescente do Gr I para o Gr III e depois tendências opostas do Gr III para o Gr IV em diferentes horas de armazenamento líquido. Assim,

A glutationa reduzida a 4 mM foi a dose adequada para a conservação do sémen líquido da cabra Teressa.

Palavras-chave: Glutatião reduzido, sémen, cabra Teressa, Ilhas Andaman e Nicobar

Introdução

A cabra Teressa é uma raça de caprinos em perigo de extinção nas ilhas Andaman e Nicobar, na Índia; por conseguinte, é necessário prestar maior atenção à sua conservação *in situ/ex situ* (Jeyakumar *et al.* 2020). Devido ao efeito combinado de graves tensões térmicas, de marcha e nutricionais durante a estação seca do verão, a cabra Teressa apresenta um fraco desempenho reprodutivo e produtividade nas ilhas Andaman e Nicobar. O recenseamento dos efectivos pecuários (Governo da Índia) revelou que a população de cabras diminuiu de 2007 a 2019 (4,25 %) nas ilhas Andaman e Nicobar devido a várias razões, incluindo a consanguinidade intensiva, a falta de reprodutores adequados e a gestão da reprodução.

A inseminação artificial (IA) é uma ferramenta biotecnológica mais comum, simples e económica para uma ampla distribuição de germoplasma de elite de espécies animais, em comparação com outras técnicas de reprodução assistida, como a transferência de embriões, etc.

A preservação do sémen é um passo importante na IA, que mantém o esperma por um período mais longo com boa fertilidade e fácil transporte de germoplasma de elite em todo o mundo (Wen *et al.* 2019). A IA pode ser feita com o uso de sémen líquido ou congelado; no entanto, o sémen líquido mostrou taxas de gravidez significativas em comparação com o sémen congelado (Maxwell e Salamon 1993). Além disso, foi referido que, à medida que a duração da conservação aumentava, a qualidade do sémen e a taxa de conceção diminuíam

(O'Hara *et al.* 2010). A deterioração da qualidade do sémen e a redução da taxa de conceção em sémen preservado são causadas por vários factores e um desses factores é o stress oxidativo devido à geração de espécies reactivas de oxigénio (ROS) no momento da diluição, processamento e preservação do sémen. Os peróxidos lipídicos no plasma seminal foram responsáveis pela infertilidade em 30% a 40% dos homens (Agarwal *et al.* 2014). O armazenamento a frio ou líquido do esperma a uma temperatura refrigerada é utilizado para abrandar o metabolismo e manter o esperma viável durante um período de tempo mais longo. Os antioxidantes desempenham um papel essencial na eliminação de ROS que, por sua vez, desencadeia a peroxidação lipídica nas membranas plasmáticas dos espermatozóides (Baumber *et al.* 2000). Foi relatado que tanto os espermatozóides quanto o plasma seminal contêm sistemas de defesa antioxidante como cisteína, taurina, glutationa reduzida, catalase, glutationa peroxidase e superóxido dismutase (Agarwal e Prabakaran 2005). No entanto, o sistema antioxidante varia em diferentes espécies animais; portanto, os antioxidantes indígenas não foram suficientes para proteger os espermatozóides do stress oxidativo (Baumber *et al.* 2005). Durante o procedimento de diluição, processamento e preservação do sémen, o antioxidante total no sémen é utilizado e esgotado e, entretanto, as ROS são formadas espontaneamente pelos espermatozóides através do metabolismo aeróbico (Gangwar *et al.* 2018), resultando em desequilíbrio entre as actividades antioxidantes e pró-oxidantes, o que, por sua vez, causa peroxidação lipídica em ácidos gordos polinsaturados da membrana plasmática dos espermatozóides. As ERO induzem danos irreversíveis na morfologia e nas funções dos espermatozóides, o que, por sua vez, os torna subférteis ou inférteis. Estas ROS dificultam o sucesso da preservação do sémen e da tecnologia de IA. O método de preparação de extensor e a técnica de preservação de esperma foram obtidos a partir de esperma de touro e modificados para cabra (Amoah e Gelaye 1997). Além disso, a concentração de ácidos gordos poli-insaturados na membrana plasmática ou no sémen é maior e o esperma não tem um componente citoplasmático significativo que contenha antioxidantes na cabra, em comparação com outras espécies; portanto, o espermatozoide de cabra sofre mais do que outras espécies (Sinha *et al.* 1996). Por conseguinte, é necessário otimizar ou melhorar o extensor de sémen para obter uma melhor qualidade do sémen com uma fertilidade mais elevada através da utilização de aditivos ou antioxidantes adicionais adequados nas espécies caprinas em conservação líquida. A suplementação de antioxidantes exógenos no extensor de sémen (Shoae e Zamiri 2008, Perumal *et al.* 2013) ou a alimentação de antioxidantes (Jayaganthan *et al.* 2013) ou a implantação de melatonina de libertação lenta (Perumal *et al.* 2018) ou óleo de linhaça (Perumal *et al.* 2019) foram tentadas para reduzir os efeitos deletérios do stress oxidativo durante a preservação do sémen. No entanto, nos últimos anos, os aditivos incluídos nos extensores, como glutationa (Perumal *et al.* 2013), taurina (Perumal *et al.* 2013), catalase (Perumal *et al.* 2013), trealose (Perumal *et al.* 2015), superóxido dismutase (Perumal 2014), melatonina (Perumal *et al.* 2015), cloridrato de cisteína (Perumal *et al.* 2014), etc., para melhorar a qualidade do sémen, bem como a fertilidade in *vivo* ou *in vitro* em espécies pecuárias.

O glutatião é um composto tripeptídico tiol formado pela condensação do ácido glutâmico, cisteína e glicina sob a forma de ligações peptídicas (y-glutamil cisteinil glicina). A glutationa é um importante antioxidante endógeno primário em animais que mantém as condições redox intracelulares (Gadea *et al.* 2008, De Oliveira *et al.* 2013). É um dos eliminadores de ROS existentes no esperma e no plasma seminal. Converte os radicais livres existentes em moléculas menos impactantes para a membrana. É considerado como um reservatório natural de força redox, dependendo do seu grupo sulfidrilo nas formas de glutationa reduzida e glutationa oxidada, que rapidamente protege diferentes tipos de células contra o stress oxidativo (Luberda 2005). Desempenha um papel importante no mecanismo de defesa de proteção dos espermatozóides contra danos oxidativos (Abdullah *et al.* 2021, Kalinina *et al.* 2014). Além disso, a glutationa tem papéis na regulação da síntese de proteínas, desintoxicação celular e síntese de leucotrienos, dependendo de seus componentes dos aminoácidos glutamato, cisteína e glicina (De Oliveira *et al.* 2013). No sémen, a glutationa desempenha os mesmos papéis contra o excesso de ROS gerado durante o processo de centrifugação que remove o seu plasma seminal contendo antioxidante, também durante o processo de congelamento/descongelamento (Bilodeau *et al.* 2001, Gadea *et al.* 2008, Triwulanningsih *et al.* 2003). Além disso, o glutatião desempenha um papel de cofator para a glutatião peroxidase que utiliza o glutatião para reduzir o peróxido de hidrogénio a H_2O e os lipoperóxidos a álcoois alquílicos (Noei Razliqi *et al.* 2015), embora se tenha verificado que o processo de preservação reduziu o conteúdo de glutatião dos espermatozóides e do plasma seminal (Bilodeau *et al.* 2001, Gadea *et al.* 2008). A adição de glutationa ao meio diluente de espermatozóides reduz ou impede a formação de radicais livres que podem danificar as membranas plasmáticas e acrossómicas, bem como a motilidade. Consequentemente, a fertilidade do sémen congelado aumenta, levando, em última análise, a taxas de gravidez mais elevadas. A adição de aditivos como GSH ao esperma de equinos (Baumber *et al.* 2000), esperma de touros cruzados (Perumal *et al.* 2011a; Perumal *et al.* 2011b), sêmen de búfalo (El-Kon e Darwish 2011) tem demonstrado proteger o esperma contra os efeitos deletérios ou prejudiciais de ROS e melhorar a motilidade do esperma e a integridade da membrana durante o armazenamento de esperma. A análise da literatura disponível revelou que não há informações sobre o efeito da glutationa reduzida no extensor de sémen nos parâmetros de qualidade do sémen ou na taxa de fertilidade em espécies caprinas das Ilhas Andaman e Nicobar. Por conseguinte, o presente estudo formulou a hipótese de que a inclusão de glutatião reduzido poderia melhorar os parâmetros de qualidade do sémen *in vitro* e os antioxidantes seminais e reduzir a fuga de enzimas intracelulares e o efluxo de colesterol no sémen de Teressa buck das Ilhas Andaman e Nicobar. Assim, o objetivo do presente estudo consistiu em avaliar os efeitos de diferentes concentrações de glutatião reduzido no extensor de sémen sobre os parâmetros de qualidade do sémen in vitro, os antioxidantes seminais, a fuga de enzimas intracelulares e o efluxo de colesterol do sémen líquido conservado de pato Teressa das Ilhas Andaman e Nicobar.

MATERIAIS E MÉTODOS

Localização do estudo

O presente estudo foi realizado no âmbito do projeto de melhoramento de caprinos do ICAR-AICRP no ICAR-Central Island Agricultural Research Institute (ICAR-CIARI), em Port Blair, nas ilhas Andaman e Nicobar, na Índia, situadas entre 6°45 e 13°41 de latitude norte e 92° 12 e 93°57 de longitude leste. Esta experiência foi realizada no pico da estação seca de verão, ou seja, em janeiro (precipitação: 125,80 mm, THI: 84,16, hora de luz: 8,54 h) e fevereiro (precipitação: 13 mm, THI: 83,73, hora de luz: 9,37 h) nas Ilhas Andaman e Nicobar, Índia.

Animais de laboratório

Foram seleccionados para esta experiência seis (n=6) indivíduos saudáveis com um índice de condição corporal de 2,5 a 3,5 (boa condição). Foram seleccionados para a experiência cabritos da raça Teressa com três a quatro anos de idade, pesando 34 a 36 kg. As cabras Teressa eram mantidas num sistema semi-intensivo que lhes permitia o

acesso ao pasto natural das 7:30 às 12:00 horas e as mantinha no galpão o resto do dia. Os animais foram mantidos sob práticas de maneio uniformes, de acordo com o programa da exploração. De acordo com o programa da exploração, foram efectuados os procedimentos gerais de desparasitação, vacinação, prevenção de doenças, corte dos pêlos do pénis e aparo dos pés.

Conceção experimental

O extensor de sêmen Tris-glicose-citrato-gema de ovo (TGCE) usado neste estudo continha Tris: 3,604 g, glicose: 1 g, ácido cítrico: 1,65 g, gema de ovo fresca: 10 mL, estreptomicina: 100 mg e penicilina: 1.00.000 UI e diferentes concentrações de glutationa reduzida (0 mM, 2 mM, 4 mM e 6 mM, no Grupo II ou III ou IV, respetivamente) para 100 mL de água deionizada. O extensor para o controlo (Grupo I) não continha cloridrato de cisteína. O pH final do extensor de sémen foi ajustado para 6,8-7,0 nos três grupos experimentais. As amostras de sémen foram diluídas para manter a concentração de espermatozóides de 100120 milhões/palha. Todas as amostras de sémen diluídas foram conservadas a uma temperatura refrigerada (5°C) durante cinco dias e as amostras de sémen foram avaliadas quanto a vários parâmetros de qualidade do sémen e perfis antioxidantes após 30 min, 12 h, 24 h, 48 h, 72 h e 96 h.

Recolha de sémen

Os ejaculados de sémen foram recolhidos de cada macho duas vezes por semana, entre as 6.00 e as 7.30 da manhã, utilizando o método padronizado da vagina artificial. Cada macho teve dois ejaculados

recolhidos, com um intervalo de uma hora entre eles. Estes ejaculados foram colocados num banho de água (37 °C) imediatamente após a recolha do sémen e testados quanto às características de rotina da qualidade do sémen, tais como volume, cor, pH, concentração de espermatozóides e atividade de massa. Os ejaculados com uma ampla gama de pH, padrões de cor estranhos ou uma pequena quantidade foram rejeitados, enquanto os restantes ejaculados foram inspeccionados e processados para investigação posterior. Os ejaculados foram testados para parâmetros seminais de rotina e aceites para avaliação depois de cumprirem as normas do Protocolo Mínimo Padrão (MSP), tais como concentração: >2,5 $\times$ 10^9 espermatozóides/mL; atividade de massa: >3+, motilidade individual: >70%, e anormalidade geral não superior a 10%. Seguindo a metodologia de seleção acima descrita, foram escolhidos 50 de 72 ejaculados (6 patos x 12 ejaculados). Na sequência das avaliações preliminares, dois ejaculados sucessivos do mesmo macho (doravante designados por "amostra", n = 25) foram agrupados e tratados com uma diluição inicial dupla com um extensor Tris-glicose-citrato-gema de ovo específico para caprinos, previamente aquecido (37 °C). Assim, 50 ejaculados escolhidos foram reunidos a partir de 72 colheitas originais para fornecer 25 amostras para a experiência. As amostras parcialmente diluídas foram transportadas para o laboratório num frasco isolado cheio de água quente (37 °C) para processamento posterior. As amostras de esperma diluídas foram retidas em tubos de vidro e arrefecidas de 37 para 5°C a uma taxa de 0,2-0,3°C/min, e depois mantidas a 5°C durante toda a experiência. As características da qualidade do esperma foram testadas após 30 min, 12 h, 24 h, 48 h, 72 h e 96 h.

Avaliação do sémen

Parâmetros seminais, como motilidade espermática (Salisbury *et al.* 1978), viabilidade e anormalidades morfológicas totais dos espermatozoides pela coloração de Eosina-Nigrosina (Agarwal *et al.* 2016), integridade acrossomal pela coloração de Giemsa (Watson 1975) e integridade da membrana plasmática pelo teste de dilatação hipo-osmótica (Jeyendran *et al.* 1984) e integridade nuclear pela técnica de coloração de Feulgen (Barth e Oko 1989) foram determinados com procedimentos padrão.

Ensaios bioquímicos

Uma alíquota de sémen de cada amostra foi centrifugada a 3000 × g durante 15 minutos a 4°C; os pellets de esperma foram separados e lavados por ressuspensão em tampão fosfato salino (PBS) e centrifugados (três vezes). Uma gota de plasma seminal foi examinada sob um microscópio de alta potência para determinar se estava livre de espermatozóides. Os espermatozóides foram adicionados a 1 mL de água desionizada após a centrifugação final, congelados e mantidos a -80°C para análise posterior. A concentração de espermatozóides foi avaliada no momento da estimativa e depois rediluída para incluir 150 milhões de células por mL. O MDA e o colesterol total foram medidos nos espermatozóides, enquanto AST, ALT, LDH e TAC foram avaliados no plasma seminal.

O nível de peroxidação lipídica dos espermatozóides foi medido pela determinação da produção de malondialdeído (MDA) usando ácido

tiobarbitúrico (TBA) de acordo com o método de Suleiman *et al.* (1996). Os antioxidantes no plasma seminal (mM/L) foram estimados pelo kit de ensaio colorimétrico TAC (709001; Cayman Chemical Co., EUA) de acordo com as directrizes do fabricante. O conteúdo de colesterol nos espermatozóides foi estimado com o uso do kit de ensaio de colesterol (Span Diagnostics Ltd., Índia), e os resultados foram expressos como µg de colesterol/10^8 espermatozóides. As actividades de enzimas intracelulares, como AST, ALT e LDH, foram estimadas no plasma seminal com um kit de ensaio (Span Diagnostics Ltd., Índia).

Análise estatística

A análise estatística foi efectuada utilizando o procedimento PROC GLM do software Statistical Analysis Software (SAS, versão 9.3.1; SAS Institute, Inc., Cary, NC, 2011). A análise de variância (ANOVA) foi aplicada para determinar os efeitos do cloridrato de cisteína nos parâmetros de qualidade do sêmen e nos perfis bioquímicos do sêmen líquido preservado e, para comparação múltipla, foi aplicado o teste de intervalo múltiplo de Duncan. Os dados relativos aos parâmetros de qualidade do sémen e aos perfis bioquímicos foram analisados através do procedimento de modelos lineares gerais (séries temporais com medidas repetidas). Os valores médios foram expressos como média ± SEM. As diferenças foram consideradas significativas se $P<0{,}05$.

RESULTADOS

O presente estudo revelou que o sêmen de cabra Teressa era principalmente de cor branca cremosa com um volume médio de 0,92 ± 0,23 mL, atividade de massa de 3,75 ± 0,05, pH de 6,88 ± 0,04, concentração de 3,74 ± 0,07 × 10^9 espermatozóides por mL, motilidade de 86,16 ± 1,62%, viabilidade de 87,32 ± 0,93%, anormalidade espermática total de 6.26±0,16%, integridade acrossomal de 88,79±1,10%, integridade da membrana plasmática de 87,60±1,36%, integridade nuclear de86,22±0,67%, TAC de 1,34±0,06 mM/L, MDA de 2.19±0,03 nM/10^8 espermatozóides, colesterol total de 26,99±0,88 pg/10^8 espermatozóides, AST de43,26±1,35 U/L, ALT de 15,34±0,34 U/L e LDH de 215,94±3,10 U/L. Os resultados revelaram que o sémen tratado com glutationa reduzida 4 mM teve significativamente ($p < 0,05$) maior motilidade, viabilidade, membrana plasmática, integridades acrossomal e nuclear e TAC e teve significativamente ($p < 0,05$) menores anormalidades espermáticas totais, vazamento de AST, ALT e LDH, MDA e efluxo de colesterol em comparação com os grupos de controlo, 2 mM e 6 mM tratados com glutationa reduzida em diferentes horas de armazenamento líquido (Figura 1 e Figura 2). Além disso, estes parâmetros de qualidade do sémen e antioxidantes mostraram uma tendência crescente e a anomalia total do esperma, MDA, fuga de enzimas intracelulares e efluxo de colesterol mostraram uma tendência decrescente do Gr I para o Gr III e depois tendências opostas do Gr III para o Gr IV em diferentes horas de armazenamento líquido. Assim, o glutatião reduzido 4 mM foi a dose óptima ou adequada para a conservação do sémen líquido no sémen de Teressa buck. Adicionalmente, a glutationa reduzida 2 mM e 6 mM foram inferiores ao tratamento 4 mM para estas características do sémen, e houve uma diferença significativa ($P<0,05$) entre 2 mM ou 6 mM e 4 mM para estas respostas. Foi óbvio a partir dos dados desta experiência que a adição de glutatião reduzido, especialmente a 4 mM, ao diluente de sémen resultou numa melhoria significativa da qualidade do sémen, da atividade antioxidante e da redução do efluxo de colesterol, da fuga de enzimas intracelulares e da produção de MDA no sémen caprino armazenado *in vitro* a 5°C durante 30 min, 12 h, 24 h, 48 h, 72 h e 96 h.

Imediatamente após a diluição (30 min), os grupos de tratamento e de controlo apresentavam motilidade espermática total, viabilidade, integridade acrossomal, integridade da membrana plasmática, integridade nuclear, anormalidade espermática total, TAC, MDA, AST, ALT e LDH semelhantes, ao passo que, nos intervalos de tempo subsequentes, estes parâmetros de qualidade do sémen e a TAC eram mais elevados e a anormalidade espermática, MDA, AST, ALT e LDH eram significativamente mais baixas ($P < 0,05$) nos grupos tratados com glutatião reduzido em comparação com o grupo de controlo. No entanto, parâmetros de qualidade do sémen e TAC significativamente mais elevados ($P < 0,05$) e menor anormalidade espermática, MDA, AST, ALT e LDH foram observados no grupo III contendo 4 mM de glutationa reduzida. Assim, os espermatozóides de pato tratados com 4 mM de glutationa reduzida tiveram maior qualidade seminal e TAC por mais tempo. Portanto, isto pode ser concluído que a glutationa reduzida ajudou a manter a qualidade do esperma por mais tempo.

DISCUSSÃO

A inclusão de glutatião reduzido no diluidor de sémen melhorou os parâmetros de qualidade do sémen e os perfis antioxidantes e diminuiu a fuga de enzimas intracelulares, evitou o efluxo de colesterol, reduziu a formação de MDA, anomalias nucleares e anomalias morfológicas totais do esperma de cabra. Assim, o glutatião reduzido melhorou e protegeu a integridade estrutural e o desempenho funcional dos espermatozóides a um nível mais elevado. Estudos anteriores relataram que o glutatião reduzido melhorou a qualidade do sémen, bem como a taxa de fertilidade em diferentes espécies pecuárias (equinos: Baumber *et al.* 2000, touro de raça cruzada: Perumal *et al.* 2011a, Perumal *et al.* 2011b, búfalo: El-Kon e Darwish 2011, Uysal e Bucak 2007), não existiam investigações semelhantes na cabra Teressa e, de acordo com a literatura disponível, esta é a primeira informação sobre o efeito da glutationa reduzida no esperma preservado em líquido da cabra Teressa.

A membrana dos espermatozóides de mamíferos contém um nível mais elevado de ácidos gordos poli-insaturados, pelo que os espermatozóides são susceptíveis à peroxidação lipídica, que ocorre como resultado da oxidação-redução dos lípidos da membrana por moléculas de oxigénio parcialmente reduzidas, como o superóxido, o peróxido de hidrogénio e os radicais hidroxilo (Asadpour *et al.* 2012). Os peróxidos lipídicos prejudicam a função espermática através da alteração da motilidade dos espermatozóides, da integridade da membrana e dos danos no ADN dos espermatozóides através do stress oxidativo, bem como da produção de aldeídos citotóxicos (Griveau *et al.* 1995). Além disso, o sistema de defesa antioxidante do plasma seminal e espermatozóides é comprometido durante o processamento e preservação do sémen (Alvarez e Storey 1992). A adição de antioxidantes exógenos ao extensor de sémen melhorou a qualidade do esperma porque os antioxidantes exógenos modulam o sistema antioxidante do sémen (Asadpour *et al.* 2012). O antioxidante pode ajudar a prevenir o processo oxidativo (Sikka 2004), uma vez que os aminoácidos são moléculas carregadas (Anchordoguy *et al.* 1988) que interagem electrostaticamente com os grupos fosfato dos fosfolípidos da membrana plasmática do esperma, gerando um revestimento na superfície do esperma que o protege de choques de temperatura. A glutationa é um composto tripeptídico tiol formado pela condensação de ácido glutâmico, cisteína e glicina na forma de ligações peptídicas (*γ-glutamil* cisteinil glicina). A glutationa é um importante antioxidante endógeno primário em animais que mantém as condições redox intracelulares (Gadea *et al.* 2008, De Oliveira *et al.* 2013). É um dos eliminadores de ROS existentes no esperma e no plasma seminal. Converte os radicais livres existentes em moléculas menos impactantes para a membrana. É considerado como um reservatório natural de força redox, dependendo do seu grupo sulfidrilo em formas de glutationa reduzida e glutationa oxidada, que rapidamente protege diferentes tipos de células contra o stress oxidativo (Luberda 2005). Desempenha um papel importante no mecanismo de defesa de proteção dos espermatozóides contra danos oxidativos (Abdullah *et al.* 2021, Kalinina *et al.* 2014). A adição de glutationa ao meio diluente de espermatozóides reduz ou impede a formação de radicais livres que podem danificar as membranas plasmática e acrossómica, bem como a motilidade. Consequentemente, a fertilidade do sémen líquido aumenta, levando, em última análise, a taxas de gravidez mais elevadas.

Os resultados do presente estudo mostraram que a adição de 4 mM de GSH melhorou a qualidade de conservação do sémen de cabra em comparação com as amostras de sémen tratadas com 2 ou 6 mM de

GSH ou sem GSH. Os diferentes efeitos dos diferentes níveis de GSH podem ser explicados de acordo com o relatório de Perumal *et al.* (2011a). Relatórios anteriores (Perumal *et al.* 2011b) sugeriram que a concentração excessiva de antioxidantes induziu alta fluidez na membrana plasmática do esperma acima do ponto desejado ou ideal, tornando o esperma mais suscetível aos danos acrossomais. Além disso, a concentração de antioxidantes incluídos no extensor tem de ser monitorizada com o máximo cuidado, uma vez que uma concentração elevada de antioxidantes é prejudicial para os espermatozóides, pois uma dosagem mais elevada tem de alterar as condições fisiológicas, bem como a osmolaridade do extensor de sémen. Em ram, a sobrevivência dos espermatozóides aumentará quando a dosagem de antioxidante adicionada ao extensor aumentar. No entanto, a dosagem de antioxidante maior do que a quantidade necessária foi tóxica para os espermatozóides (Maxwell e Stojanov 1996). A expressão excessiva de GSH pode refletir um defeito no desenvolvimento ou maturação dos espermatozóides, assim como danos celulares nos espermatozóides, resultando numa diminuição do potencial de fertilização dos espermatozóides (Gavella *et al.* 1996). Da mesma forma, no presente estudo, o aumento da dosagem de GSH, a 6 mM, afectou os parâmetros seminais e bioquímicos no extensor de sémen de cabra. Por outro lado, uma menor concentração de antioxidante também afectou significativamente os parâmetros de qualidade do esperma *in vitro*. Além disso, a adição de GSH exógeno melhorou significativamente as percentagens de morfologia do DNA, viabilidade espermática e membrana plasmática intacta, especialmente a 4 mM GSH. As maiores porcentagens de plasma intacto e membranas acrossomais foram encontradas em 4 mM GSH, o que pode ser a razão para uma melhor motilidade nestas amostras (Perumal *et al.* 2011a, Perumal *et al.* 2011b).

GSH ajuda a manter a integridade do acrossoma normal (Sinha *et al.* 1996) e estabiliza o plasmalema dos espermatozóides e assim aumenta a motilidade. GSH é capaz de reagir com diferentes ROS nas células espermáticas diretamente para proteger as células de mamíferos contra o stress oxidativo da peroxidação lipídica, e, portanto, manter a motilidade do esperma (Bilodeau *et al.* 2001). Portanto, como visto por este estudo, tentativas de melhorar a motilidade e viabilidade das células espermáticas através da incorporação de glutationa em armazenamento líquido (Gupta e Tripathi 1984) e forma de sémen congelado foram investigadas (Perumal *et al.* 2011a). Além disso, mantém a integridade da membrana plasmática e da membrana mitocondrial e a estrutura do citoesqueleto dos flagelos do esperma como efeitos de proteção celular. GSH também protege o nível de SOD e catalase no extensor de sêmen (Halvorsen *et al.* 2002), o que ajuda a manter o transporte da membrana (Alvarez e Storey 1992) e a fertilidade dos espermatozóides.

Um relatório recente sugeriu que a qualidade do sémen é deteriorada (Aitken *et al.* 2010), pelo que os danos no ADN são induzidos no gâmeta masculino por stress oxidativo e os espermatozóides são particularmente vulneráveis a este stress oxidativo, uma vez que geram peróxido lipídico e são também alvos ricos para o ataque de radicais oxidativos. Os autores também chamam a atenção para o facto de que os espermatozóides são transcritivamente inactivos e têm uma pequena quantidade de citoplasma e são deficientes em níveis de antioxidantes e sistemas de reparação de ADN (Aitken e Fisher 1994). O stress oxidativo é um agente causador da infertilidade masculina e induz a fragmentação do ADN nos espermatozóides (Aitken e Fisher 1994). Além disso, existem algumas investigações que foram realizadas sobre os efeitos da adição de diferentes antioxidantes em extensores enquanto líquido ou procedimento de criopreservação em espermatozóides de mamíferos (Kankofer *et al.* 2005). Os peróxidos lipídicos são gerados no sémen por espermatozóides danificados e anormais e também por leucócitos seminais contaminados. As ROS danificam as células do esperma alterando os lípidos, as proteínas e as moléculas de ADN. Os espermatozóides são facilmente susceptíveis ao efeito peroxidativo dos lípidos, que é causado por um nível mais elevado de espécies reactivas de oxigénio, devido à maior concentração de ácidos gordos polinsaturados nos fosfolípidos da membrana plasmática e pouco no citoplasma. No nosso estudo, a inclusão de GSH diminuiu a fragmentação do ADN principalmente na dose de 4 mM na preservação do líquido do sémen de cabra. Além disso, a GSH também protege a membrana plasmática, bem como a integridade da membrana mitocondrial e também a estrutura do citoesqueleto do flagelo do espermatozoide como efeitos de proteção celular. A glutationa também protegeu a CAT, SOD e TAC no extensor de sémen, que por sua vez ajuda a manter a função do transporte da membrana (Alvarez e Storey 1992) e também a fertilidade dos espermatozóides.

A glutationa previne o efluxo de colesterol da membrana plasmática do esperma e a produção de malondialdeído em extensores de sémen, o que sugere que previne a reação acrossomal prematura e a capacitação, uma vez que actua como potencial antioxidante (Asadpour *et al.* 2012). Juntamente com os fosfolípidos, o colesterol é importante para a integridade física dos espermatozóides e assegura a fluidez da membrana celular. O colesterol é um componente chave na membrana plasmática do esperma, pois a sua libertação da membrana plasmática do esperma inicia o passo importante no processo de capacitação e na reação de acrossoma, que são fundamentais no processo de fertilização (Witte e Schafer-Somi 2007). A adição adicional de colesterol nos diluentes antes do processo de descongelação aumenta a capacidade dos espermatozóides para resistir ao stress causado pelo processo de congelação-descongelação, que preserva a motilidade e o potencial de fertilização dos espermatozóides (Moore *et al.* 2005). No nosso estudo, o efluxo de colesterol e a produção de LPO foram reduzidos no grupo tratado com GSH do que no grupo de controlo não tratado (Asadpour *et al.* 2012). Portanto, as amostras de sémen tratadas com GSH têm maior poder de crioresistência do que o esperma do grupo de controlo não tratado. No nosso estudo, também foi observado que 4 mM de esperma tratado com GSH tinha SQPs significativamente mais elevados do que os dos outros grupos de tratamento e controlo.

Enzimas intracelulares tais como AST e ALT no plasma seminal são necessárias para o metabolismo e função do esperma (Brooks 1990), fornecem energia para a sobrevivência do esperma, motilidade e fertilidade e estas actividades de transaminase no sémen são bons indicadores da qualidade do sémen porque estimam a estabilidade da membrana do esperma (Corteel 1980). Assim, uma maior percentagem de espermatozóides anormais na criopreservação causa uma elevada quantidade de enzimas transaminase no fluido extracelular devido a danos na membrana do esperma e facilidade de fuga de enzimas intracelulares dos espermatozóides (Gundogan 2006). Além disso, actividades mais elevadas de AST e ALT no plasma seminal e sémen durante o processo de criopreservação devido à instabilidade estrutural do esperma (Buckland 1971). No nosso estudo, a concentração de enzimas intracelulares foi menor no sémen criopreservado com 4 mM GSH, uma vez que mantém a integridade da membrana do acrossoma, membrana plasmática, mitocôndrias e flagelos do esperma. No nosso estudo, o efluxo de colesterol e a produção de malondialdeído foram reduzidos no grupo tratado com GSH do que no grupo de controlo não tratado.

Por conseguinte, os ejaculados de sémen tratados com GSH tinham maior poder de resistência ao frio do que os do grupo de controlo não tratado.

No presente estudo, a concentração de antioxidantes foi maior e a produção de MDA foi significativamente menor no sémen tratado com GSH. Geralmente, tanto os espermatozóides como o plasma seminal contêm antioxidantes como cisteína, taurina, glutationa reduzida, catalase, glutationa peroxidase e superóxido dismutase (Agarwal e Prabakaran 2005). Uma concentração mais elevada de material polinsaturado facilmente peroxidável expõe os espermatozóides a um stress oxidativo excessivo e a atividade da superóxido dismutase das amostras de esperma é um bom indicador do seu tempo de sobrevivência. A glutationa reduzida a uma dose de 4 mM melhorou significativamente os perfis de qualidade do esperma durante a preservação líquida e exibiu os caracteres antioxidativos, elevando a concentração de antioxidantes.

A qualidade do sémen é afetada pela glutationa reduzida de uma forma dependente da dose (Zhu *et al.* 2022). Um excesso de antioxidante no extensor de sémen causou fluidez da membrana plasmática acima do nível desejado, de acordo com o relatório de Shoae e Zamiri (2008), o que tornou o esperma mais vulnerável à destruição acrossomal e danos na membrana plasmática. Além disso, a quantidade de antioxidante fornecida ao extensor precisa ser avaliada, uma vez que altas doses de antioxidante podem prejudicar os espermatozóides devido a mudanças no estado fisiológico do extensor. Maior viscosidade do diluente, maior quantidade de detritos no diluente, menor pressão osmótica do diluente, diminuição da integridade funcional do acrossoma e da membrana plasmática, maior suplementação de antioxidantes que não inibe a produção de ROS e concomitantemente aumenta os danos aos espermatozóides, e um excesso de antioxidantes que perturba o equilíbrio entre radicais livres e antioxidantes são algumas alterações potenciais no estado fisiológico do extensor (Rahal *et al.* 2014, Lv *et al.* 2019). Assim, uma concentração de aditivos, antioxidantes ou extractos de ervas superior à ideal ou limiar altera o estado fisiológico do extensor e causa a destruição dos espermatozóides, efeitos negativos nos parâmetros seminais e infertilidade. Na cabra, a taxa de sobrevivência dos espermatozóides aumenta à medida que a quantidade de antioxidante dada ao extensor aumenta do controlo para o ótimo e depois diminui à medida que o nível de antioxidante aumenta. No entanto, uma dosagem de antioxidante maior do que o necessário provou ser prejudicial para os espermatozóides (Perumal *et al.* 2015). No presente estudo, os espermatozóides tratados com glutatião reduzido (2, 4 e 6 mM) mostraram um efeito favorável substancial em comparação com os do grupo de controlo não tratado. No entanto, 4 mM de glutatião reduzido no extensor de sémen mostrou um efeito benéfico significativamente maior em comparação com 2 e 6 mM; isto implica que os 6 mM foram sobredosados e tóxicos para os espermatozóides e 2 mM foi uma dose insuficiente em comparação com 4 mM. Assim, 4 mM foi a dose óptima ou adequada para a preservação líquida do sémen de cabra Teressa. A qualidade superior do sémen no javali, cabra e touro devido à inclusão de glutationa reduzida foi previamente documentada sob a forma de motilidade e membrana acrossomal intacta (equino: Baumber *et al.* 2000, touro cruzado: Perumal *et al.* 2011a; Perumal *et al.* 2011b, búfalo: El-Kon e Darwish 2011, Uysal e Bucak 2007). A maior percentagem de membrana plasmática intacta e membrana acrossomal de espermatozóides obtida no presente estudo em sémen tratado com glutationa reduzida a 4 mM; por conseguinte, esta amostra de sémen tratado com glutationa reduzida tinha maior motilidade. É um desafio comparar os resultados do presente estudo com os de estudos anteriores devido a diferenças nos protocolos de preservação, formulações de extensores entre laboratórios, o tempo de adição/exposição de esperma com glutatião reduzido, a concentração de glutatião reduzido, entre espécies, diferentes métodos de ensaio, espécies experimentais e variação individual do animal.

A descoberta mais interessante do presente estudo é que a glutationa reduzida melhorou a qualidade do sémen da estação seca de verão ao nível dos espermatozóides frescos recolhidos durante a estação das chuvas. Este tipo de espermatozóides pode ser utilizado em diferentes tecnologias de reprodução assistida após a suplementação de antioxidantes durante este período seco de verão. Com base em estudos anteriores, foi observada uma maior qualidade espermática nas amostras de sémen de controlo, tanto de sémen fresco como de sémen líquido armazenado, colhido durante a estação das chuvas, o que provavelmente foi responsável por mascarar quaisquer efeitos significativos da suplementação de antioxidantes nestes tipos de espermatozóides durante a estação das chuvas. De facto, os espermatozóides expressam os seus melhores desempenhos durante a estação das chuvas e normalmente não necessitam de quaisquer melhorias adicionais relativamente aos seus parâmetros de qualidade. Em contraste, os parâmetros de qualidade durante a estação seca de verão foram muito baixos, com efeitos claros dos antioxidantes nas suas melhorias.

O presente estudo concluiu que a adição de 4 mM de glutatião reduzido ao extensor de sémen reduziu o stress físico e oxidativo, aumentou os níveis de antioxidantes, melhorou os parâmetros de qualidade do sémen e diminuiu a fuga de enzimas e a formação de radicais livres no sémen de cabras Teressa. Apesar dos resultados positivos, presume-se que as células de esperma tratadas com glutationa reduzida mostrarão um melhor nível de potencial de fertilização em estudos de fertilidade in-vitro ou invivo com uma maior taxa de gravidez no campo.

REFERÊNCIAS

Abdullah F, Khan Nor-Ashikin MN, Agarwal R, Kamsani YS, Abd Malek M, Bakar NS, *et al.* 2021. Glutationa (GSH) melhora a qualidade do esperma e a morfologia testicular em ratos diabéticos induzidos por estreptozotocina. *Asian Journal of Andrology* 23:281-287.

Agarwal A, Gupta S e Sharma R. 2016. Procedimento de coloração com Eosina-Nigrosina. In: Agarwal A, Gupta S, Sharma R. (Eds.), Andrological evaluation of male infertility. Springer. https://doi.org/10.1007/978-3- 319-26797-5 8

Agarwal A, Prabakaran S A. 2005. Mechanism, measurement, and prevention of oxidative stress in male reproductive physiology (Mecanismo, medição e prevenção do stress oxidativo na fisiologia da reprodução masculina). *Indian Journal OfExperimental Biology* 43(11): 963-74.

Agarwal A, Virk G, Ong C e Plessis S. 2014. Efeito do stress oxidativo na reprodução masculina. *Revista Mundial de Saúde Masculina* 32: 1.

Aitken J e Fisher H. 1994. Reactive oxygen species generation and human spermatozoa: the balance of benefit and risk. *Bioassays* 16(4): 259-267.

Aitken R J, De Luliis G N, Finnie J M, Hedges A e McLachlan R. 2010. Análise das relações entre stress oxidativo, danos no ADN e vitalidade dos espermatozóides numa população de pacientes: desenvolvimento de critérios de diagnóstico. *Reprodução Humana* 25(10): 2415-2426.

Alvarez J G e Storey B T. 1992. Evidência de aumento do dano peroxidativo lipídico e perda da atividade da superóxido dismutase como modelo de dano crio sub-letal ao esperma humano durante a criopreservação. *Journal of Andrology* 13(3): 232-41.

Amoah E A e Gelaye S. 1997. Avanços biotecnológicos na reprodução de cabras. *Jornal de Ciência Animal* 75: 578-85.

Anchordoguy T, Carpenter J, Looms S e Crowe J. 1988. Mechanisms of interaction of amino acids with phospholipids bilayers during freezing (Mecanismos de interação de aminoácidos com bicamadas de fosfolípidos durante a congelação). *Biochemical and Biophysical Ata* 946: 505-12.

Asadpour R, Jafari R e Tayefi-Nasrabadi H. 2012. O efeito da suplementação antioxidante em extensores de sémen na qualidade do sémen e na peroxidação lipídica de espermatozóides de touro refrigerados. *Jornal iraniano de investigação veterinária* 13(3): 246 - 9.

Barth A D e Oko R J. 1989. Preparação de sémen para exame morfológico. In: Morfologia anormal de espermatozóides bovinos. Ames, IA: Iowa State University Press; pp. 8-18.

Baumber J, Ball B A e Linfor J J. 2005. Avaliação da criopreservação de espermatozóides de equídeos na presença de enzimas e antioxidantes. *Jornal Americano de Investigação Veterinária* 66(5): 772-9.

Baumber J, Ball B A, Gravance C G, Medina V e Davies-Morel M C G. 2000. The effect of reactive oxygen species on equine sperm motility, viability, acrosomal integrity, mitochondrial membrane potential and membrane lipid peroxidation. *Journal of Andrology* 21: 895-902.

Bilodeau J F, Blanchette S, Gagnon C e Sirard M A. 2001. Os tióis evitam a perda de motilidade espermática mediada por H2O2 no sémen de touro criopreservado. *Theriogenology* 56(2): 275-86.

Brooks D E. 1990. Biochemistry of the male accessory glands (Bioquímica das glândulas acessórias masculinas). In: Fisiologia da reprodução de Marshall. Ed: G. E. Lamming, 4ª ed., Edimburgo, Churchill Livingstone, pp. 569-690.

Buckland R B. 1971. A atividade de seis enzimas do plasma seminal e do esperma de galinha. 1. Efeito do armazenamento in vitro e de famílias de irmãos completos na atividade enzimática e na fertilidade. *Poultry Science* 50(6): 1724-1734.

Corteel J M. 1980. Effects du plasma séminal sur la survie et la fertilité des spermatozoids conservés in vitro. *Reproduction Nutrition Development* 20(4): 1111-1123.

De Oliveira RA, Wolf CA, Viu MA e Gambarini ML. 2013. Adição de glutationa a um extensor para sêmen equino congelado. *Journal of Equine Veterinary Science* 33:1148-1152.

El-Kon I I e Darwish S A. 2011. Efeito da glutationa (GSH) nos parâmetros microscópicos e na integridade do ADN no sémen de búfalo egípcio durante o armazenamento líquido e congelado. *Jornal de Reprodução e Fertilidade* 2(3): 32-40.

Gadea J, Gumbao D, Cánovas S, Garcia-Vazquez F A, Grullón L A e Gardón J C. 2008. A suplementação do meio de diluição após a descongelação com glutatião reduzido melhora a função e a capacidade de fertilização *in vitro* de espermatozóides de touro descongelados e congelados *International of Journal of Andrology* 31(1):40-49.

Gangwar C, Saxena A, Patel A, Singh S P, Yadav S, Kumar R e Singh V. 2018. Efeito da suplementação de glutationa reduzida na criopreservação induzida por crioinjúrias de esperma no sémen de touro Murrah. *Animal Reproduction Science* 192: 171-8.

Griveau J F, Dumont E, Renard P, Callegari J P e Le Lannou D. 1995. Reactive oxygen species, lipid peroxidation and enzymatic defence systems in human spermatozoa. *Jornal de Reprodução e Fertilidade* 103(1): 17-26.

Gundogan M. 2006. Alguns parâmetros reprodutivos e constituintes do plasma seminal em relação à estação do ano em carneiros Akkaraman e Awassi. *Jornal Turco de Veterinária e Ciência Animal* 30(1): 95-100.

Halvorsen B, Holte K, Myhrstad M C W, Barikmo I, Havattum E, Remberg S F, Wold A B, Haffner K, Baugerod H, Andersen L F,

Moskaug O, Jacobs D R e Blomhoff R. 2002. A systematic screening of total antioxidants in dietary plants. *Sociedade Americana de Ciências Nutricionais Jornal de Nutrição* 132: 461 - 471.

Jayaganthan P, Perumal P, Balamurugan T C, Verma R P, Singh L P, Pattanaik A K e Meena K. 2013. Efeitos da suplementação de *Tinospora cordifolia* na qualidade do sémen e no perfil hormonal do carneiro. *Ciência da Reprodução Animal* 140(1): 47-53.

Jeyakumar S, Sunder J, Yadav S P, De A K, Kundu A, Kundu M S e Sujatha T. 2020. Estimativa da diversidade genética entre a população de cabras Teressa das ilhas A e N utilizando marcadores de microssatélites. *Indian Journal of Animal Research* 54(12): 1465-9.

Jeyendran R S, Van der Ven H H, Perez-Pelaez M, Crabo B G e Zaneveld L J. 1984. Desenvolvimento de um ensaio para avaliar a integridade funcional da membrana do esperma humano e a sua relação com outras características do sémen. *Journal of Reproduction and Fertility* 70(1): 219-28.

Kalinina EV, Chernov NN e Novichkova MD. 2014. Role of glutathione, glutathione transferase, and glutaredoxin in regulation of redoxdependent processes. *Biochemistry (Mosc)* 79:1562-1583.

Kankofer M, Kolm G, Aurich J e Aurich C. 2005. Atividade da glutationa peroxidase, superóxido dismutase e catalase e intensidade da peroxidação lipídica no sémen de garanhão durante o armazenamento a 5°C. *Theriogenology* 63(5): 1354-1365.

Luberda Z. 2005. The role of glutathione in mammalian gametes *Reproductive Biology* 5:5-17.

Lv C, Larbi A, Wu G, Hong Q e Quan G. 2019. Melhorar a qualidade do sémen de cabra criopreservado com um extensor de touro comercial suplementado com resveratrol. *Ciência da Reprodução Animal* 208: 10627.

Maxwell W M e Salamon S. 1993. Armazenamento líquido de sémen de carneiro: uma revisão. *Reproduction, Fertility and Development* 5: 613-38.

Moore A I, Squires E L e Graham J K. 2005. Adiciona colesterol à membrana plasmática do espermatozoide de garanhão e melhora a criosupervivência. *Cryobiology* 51(3): 241-249.

Noei Razliqi R, Zhandi M, Shakeri M, Towhidi A, Sharafi M, Emamverdi M, *et al.* 2015. Papel protetor da glutationa na criopreservação do sémen de pato. *Jornal Iraniano de Investigação Veterinária* 16(3):298-300.

O'Hara L, Hanrahan J P, Richardson L, Donovan A, Fair S, Evans A C O e Lonergan P. 2010. Efeito da duração do armazenamento, temperatura de armazenamento e diluente sobre a viabilidade e fertilidade do esperma fresco de carneiro. *Theriogenology* 73: 541-9.

Perumal P, Chamuah J K e Rajkhowa C. 2013. Efeito da catalase no armazenamento líquido (5^0 C) do sémen de mithun (*Bos frontalis).*

Asian Pacific Journal of Reproduction 2(3): 209-14.

Perumal P, Chamuah J K, Nahak A K e Rajkhowa C. 2015. Efeito da melatonina no armazenamento líquido (5°C) do sémen com estudo retrospetivo da taxa de parto em diferentes estações do ano em mithun *(Bos frontalis). Asian Pacific Journal ofReproduction* 4(1): 1-12.

Perumal P, Chang S, Baruah K K e Srivastava N. 2018. A administração de melatonina exógena de liberação lenta modula os perfis de estresse oxidativo e a capacidade de fertilização *in vitro* dos espermatozóides de mithun criopreservados. *Theriogenology* 120: 79-90.

Perumal P, Chang S, Khate K, Vupru K e Bag S. 2019. A suplementação alimentar de óleo de linhaça modula a produção de sémen e os seus parâmetros de qualidade, congelabilidade, perfis de stress oxidativo, biometria escrotal e testicular e perfis endocrinológicos em mithun. *Theriogenology* 136: 47-59.

Perumal P, Selvaraju S, Barik A K, Mohanty D N, Das S e Mishra P C. 2011b. Role of reduced glutathione in improving post-thawed frozen seminal characters of poor freezable Jersey crossbred bull semen. *Indian Journal of Animal Sciences* 81(8): 807-10.

Perumal P, Selvaraju S, Selvakumar S, Barik A K, Mohanty D N, Das R K, Das S e Mishra P C. 2011a. Effect of pre-freeze addition of cysteine hydrochloride and reduced glutathione in semen of crossbred Jersey bulls on sperm parameters and conception rates.

Reprodução em animais domésticos 46(4): 636-41.

Perumal P, Vupru K e Rajkhowa C. 2013. Efeito da adição de glutationa reduzida no armazenamento líquido (5°C) do sémen de mithun (*Bos frontalis*). *Jornal Indiano de Ciências Animais* 83(10): 1024-8.

Perumal P, Vupru K e Rajkhowa C. 2013. Efeito da adição de taurina no armazenamento líquido (5° C) do sémen de mithun *(Bos frontalis)*. *Medicina Veterinária Internacional* 2013: 1-7; Artigo ID 165348.

Perumal P, Vupru K e Rajkhowa C. 2014. Efeito da adição de cloridrato de cisteína no armazenamento líquido (5° C) do sémen de mithun (*Bos frontalis*). *Indian Veterinary Journal* 91(2):76-8.

Perumal P, Vupru K e Rajkhowa C. 2015. Efeito da adição de trealose no armazenamento líquido (5° C) do sémen de mithun (*Bos frontalis*). *Indian Journal of Animal Research* 49(6): 837-46.

Perumal P. 2014. Efeito da superóxido dismutase no armazenamento líquido (5° C) do sémen de mithun (*Bos frontalis*). *Journal of Animals* 2014: 1-9; Artigo ID 821954.

Rahal A, Kumar A, Singh V, Yadav B, Tiwari R, Chakraborty S e Dhama K. 2014. Stress oxidativo, prooxidantes e antioxidantes: a interação. *BioMedResearch International* 2014: 761264.

Salisbury G W, Van Demark N L e Lodge J R. 1978. Physiology of Reproduction and Artificial Insemination of cattle (Fisiologia da reprodução e inseminação artificial de bovinos). H. Freeman e Comp. São Francisco. U.S.A.

Shoae A e Zamiri M J. 2008. Efeito do hidroxitolueno butilado nos espermatozóides de touro congelados em extensor de gema de ovo-citrato. *Animal Reproduction Science* 104(2-4): 414-8.

Sikka S C. 1996. Oxidative stress and role of antioxidants in normal and abnormal sperm function. *Frontiers in Bioscience* 1: 78-86.

Sinha M P, Sinha A K, Singh B K e Prasad P L. 1996 The effect of glutathione on the motility, enzyme leakage and fertility of frozen goat semen. *Theriogenology* 41: 237-43.

Suleiman S A, Ali M E, Zaki M S, Malik E M E A e Nast M A. 1996. Peroxidação lipídica e motilidade dos espermatozóides humanos: papel protetor da vitamina E. *Journal of Andrology* 17(5): 530-537.

Triwulanningsih E, Situmorang P, Sugiarti T, Sianturi RG e Kusumaningrum D. 2003. The effect of glutathione in sperm diluents on the quality of bovine chilled semen *Indonesian Journal of Animal and Veterinary Science* 8(2):64-69.

Uysal O e Bucak M N. 2007. Efeitos da glutationa oxidada, albumina de soro bovino, cisteína e licopeno na qualidade do sémen de carneiro descongelado e congelado. *Ata Veterinaria Brno* 76: 383-90.

Watson P F. 1975. Utilização de uma coloração Giemsa para detetar alterações nos acrossomas de espermatozóides de carneiro congelados. *Veterinary Record* 97: 12-5.

Wen F, Li Y, Feng T, Du Y, Ren F, Zhang L, Han N, Ma S, Li F, Wang P e Hu J. 2019. O extrato de procianidina de semente de uva (GSPE) melhora a qualidade do esperma de cabra quando preservado a 4 C. *Animais* 9. https://doi.org/10.3390/ani9100810

Witte T S e Schafer-Somi S. 2007. Involvement of cholesterol, calcium and progesterone in the induction of capacitation and acrosome reaction of mammalian spermatozoa. *Ciência da Reprodução Animal* 102(3-4): 181-193.

Zhu Z, Zeng Y e Zeng W. 2022. A cisteína melhora a qualidade do esperma do varrasco através da biossíntese de glutationa durante o armazenamento líquido. *Animal Bioscience* 35(2): 166-76.

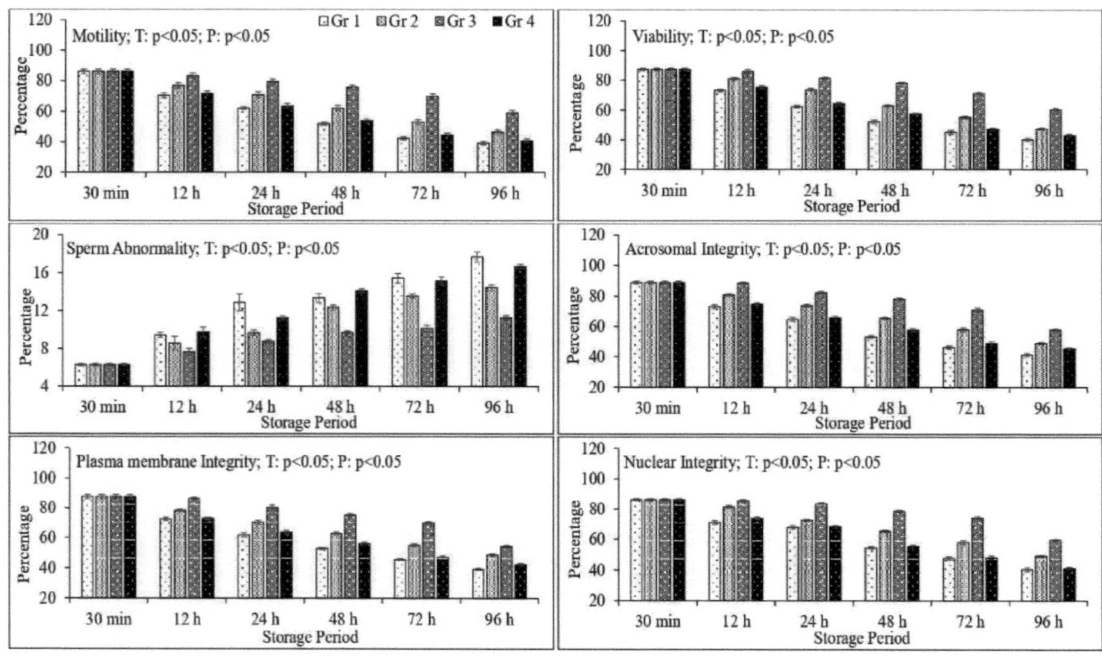

Figure 1. Comparison of semen quality parameters of liquid stored (P: Storage Period) Teressa goat semen following preservation with reduced glutathione (T: Treatment). Gr 1: 0 mM, Gr 2: 2 mM, Gr 3: 4 mM and Gr 4: 6 mM. Vertical bar on each point represents standard error of mean. N=25 semen samples

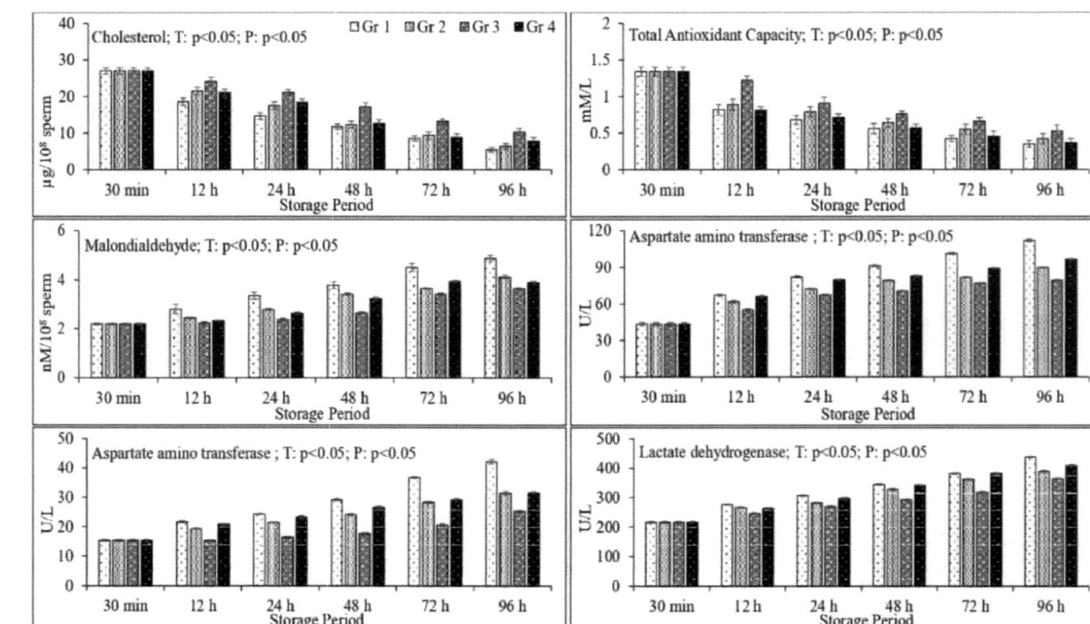

Figure 2. Comparison of seminal biochemical parameters of liquid stored (P: Storage Period) Teressa goat semen following preservation with reduced glutathione (T: Treatment). Gr 1: 0 mM, Gr 2: 2 mM, Gr 3: 4 mM and Gr 4: 6 mM. Vertical bar on each point represents standard error of mean. N=25 semen samples

Capítulo 3 : Taurina na conservação do sémen de pequenos ruminantes

P. PERUMAL

ICAR-Central Island Agricultural Research Institute, Port Blair-744105, Ilhas Andaman e Nicobar, Índia

RESUMO

Avaliou-se o efeito da taurina no extensor de sémen sobre os parâmetros de qualidade do sémen de um macho da raça Teressa. Um total de 25 amostras de sémen de seis patos foram seleccionadas para o estudo. Os espermatozóides foram incubados em 25 mM, 50 mM e 100 mM de taurina como Gr II, III e IV, respetivamente. As amostras de sémen armazenadas em meio líquido foram analisadas quanto à motilidade, viabilidade, anomalia total dos espermatozóides, membrana plasmática, integridade acrossomal e nuclear, enzimas intracelulares (aspartato aminotransferase; AST, alanina aminotransferase; ALT e lactato desidrogenase; LDH), efluxo de colesterol, capacidade antioxidante total seminal (TAC) e malondialdeído (MDA) em comparação com o grupo de controlo (Gr I) durante 96 horas. Os resultados revelaram que o sémen tratado com taurina (50 mM) tinha significativamente ($P<0,05$) maior motilidade, viabilidade, membrana plasmática, integridades acrossomal e nuclear e TAC e tinha significativamente ($P<0{,}05$) menores anomalias espermáticas totais, AST, ALT, LDH, MDA e efluxo de colesterol em comparação com os de outros grupos tratados com taurina e de controlo em diferentes horas de armazenamento líquido. Os parâmetros de qualidade do sêmen e antioxidantes mostraram uma tendência crescente e as anormalidades totais do esperma, MDA, vazamento de enzimas intracelulares e efluxo de colesterol mostraram uma tendência decrescente do Gr I ao Gr III e, em seguida, tendências opostas do Gr III ao Gr IV em diferentes horas de armazenamento líquido. Assim, a taurina 50 mM foi a dose adequada para a conservação do sémen líquido em cabras Teressa.

Palavras-chave: Taurina, sémen, cabra Teressa, Ilhas Andaman e Nicobar

Introdução

A cabra Teressa é uma raça de caprinos em perigo de extinção nas ilhas Andaman e Nicobar, na Índia; por conseguinte, é necessário prestar maior atenção à sua conservação *in situ/ex situ* (Jeyakumar *et al.* 2020). Devido ao efeito combinado de graves tensões térmicas, de marcha e nutricionais durante a estação seca do verão, a cabra Teressa apresenta um fraco desempenho reprodutivo e produtividade nas ilhas Andaman e Nicobar. O recenseamento dos efectivos pecuários (Governo da Índia) revelou que a população de cabras diminuiu de 2007 a 2019 (4,25 %) nas ilhas Andaman e Nicobar devido a várias razões, incluindo a consanguinidade intensiva, a falta de reprodutores adequados e a gestão da reprodução.

A inseminação artificial (IA) é uma ferramenta biotecnológica mais comum, simples e económica para uma ampla distribuição de germoplasma de elite de espécies animais, em comparação com outras técnicas de reprodução assistida, como a transferência de embriões, etc. A preservação do sémen é um passo importante na IA, que mantém o esperma por um período mais longo com boa fertilidade e fácil transporte de germoplasma de elite em todo o mundo (Wen *et al.* 2019). A IA pode ser feita com o uso de sémen líquido ou congelado; no entanto, o sémen líquido mostrou taxas de gravidez significativas em comparação com o sémen congelado (Maxwell e Salamon 1993). Além disso, foi referido que, à medida que a duração da conservação aumentava, a qualidade do sémen e a taxa de conceção diminuíam (O'Hara *et al.* 2010). A deterioração da qualidade do sémen e a redução da taxa de conceção no sémen conservado são causadas por vários factores e um desses factores é o stress oxidativo devido à geração de espécies reactivas de oxigénio (ROS) no momento da diluição, processamento e conservação do sémen. Os peróxidos lipídicos no plasma seminal foram responsáveis pela infertilidade em 30% a 40% dos homens (Agarwal *et al.* 2014). O armazenamento a frio ou líquido do esperma a temperatura refrigerada é utilizado para abrandar o metabolismo e manter o esperma viável durante um período de tempo mais longo. Os antioxidantes desempenham um papel essencial na eliminação de ROS que, por sua vez, desencadeia a peroxidação lipídica nas membranas plasmáticas dos espermatozóides (Baumber *et al.* 2000). Foi relatado que tanto os espermatozóides quanto o plasma seminal contêm sistemas de defesa antioxidante como cisteína, taurina, glutationa reduzida, catalase, glutationa peroxidase e superóxido dismutase (Agarwal e Prabakaran 2005). No entanto, o sistema antioxidante varia em diferentes espécies animais; portanto, os antioxidantes indígenas não foram suficientes para proteger os espermatozóides do stress oxidativo (Baumber *et al.* 2005). Durante o procedimento de diluição, processamento e preservação do sémen, o antioxidante total no sémen é utilizado e esgotado e, entretanto, as ROS são formadas espontaneamente pelos espermatozóides através do metabolismo aeróbico (Gangwar *et al.* 2018), resultando em desequilíbrio entre as actividades antioxidantes e pró-oxidantes, o que, por sua vez, causa peroxidação lipídica em ácidos gordos polinsaturados da membrana plasmática dos espermatozóides. As ROS induzem danos irreversíveis na morfologia e nas funções dos espermatozóides, o que, por sua vez, os torna subférteis ou inférteis. Estas ROS dificultam o sucesso da preservação do sémen e da tecnologia de IA. O método de preparação de extensor e a técnica de preservação de esperma foram obtidos a partir de esperma de touro e modificados para cabra (Amoah e Gelaye 1997). Além disso, a concentração de ácidos gordos poli-insaturados na membrana plasmática ou no sémen é maior e o esperma não tem um componente citoplasmático significativo que contenha antioxidantes na cabra em comparação com outras espécies; portanto, o espermatozoide de cabra sofre mais do que outras espécies (Sinha *et al.* 1996). Por conseguinte, é necessário otimizar ou melhorar o extensor de sémen para obter uma melhor qualidade do sémen com uma fertilidade mais elevada através da utilização de aditivos ou antioxidantes adicionais adequados nas espécies caprinas em conservação líquida. Suplementação de antioxidantes exógenos no extensor de sémen (Shoae e Zamiri 2008, Perumal *et al.* 2013) ou alimentação de antioxidantes (Jayaganthan *et al.* 2013) ou implantação de melatonina de libertação lenta (Perumal *et al.* 2018) ou óleo de linhaça (Perumal *et al.* 2019) foram tentados para reduzir os efeitos deletérios do stress oxidativo durante a preservação do sémen. No entanto, nos últimos anos, aditivos incluídos nos extensores, como glutationa (Perumal et al. 2013), taurina (Perumal *et al.* 2013), catalase (Perumal *et al.* 2013), trealose (Perumal *et al.* 2015), superóxido dismutase (Perumal 2014), melatonina (Perumal *et al.* 2015), cloridrato de cisteína (Perumal *et al,* 2014), etc., para melhorar a qualidade do sémen, bem como a fertilidade in *vivo* ou *in vitro* em espécies pecuárias.

A adição de anti-oxidantes como a taurina ao esperma ovino (Bucak e Tekin 2007), esperma felino (Baran *et al.* 2009) e esperma de coelho (Alvarez e Storey 1983) tem demonstrado proteger o esperma contra os efeitos deletérios ou prejudiciais de ROS e melhorar a motilidade do esperma e a integridade da membrana durante o armazenamento líquido. A taurina é um dos aminoácidos sulfónicos e é um eliminador não enzimático que desempenha um papel importante na proteção dos espermatozóides contra a peroxidação lipídica ou ROS, em caso de exposição a condições aeróbicas e armazenamento em líquido (4° C) e preservação a temperatura ultrabaixa (Bucak e Tekin 2007, Baran *et al.*

2009, Alvarez e Storey 1983). Nos últimos anos, a taurina tem sido usada como anti-oxidante em extensores de sémen, e tem sido usada na criopreservação de javali (Funahashi e Sano 2005), touro (Uysal *et al.* 2007), humano (Lopes *et al.* 1998), carneiro (Bucak *et al.* 2007) e esperma de cabra (Atessahin *et al.* 2008) para melhorar a motilidade, viabilidade, integridade da membrana e fertilidade dos espermatozóides através da inibição da peroxidação lipídica e proteção das células contra a acumulação de ROS (Chen *et al.* 1993, Foote *et al.* 1993). A análise da literatura disponível revelou que não há informação sobre o efeito da taurina no extensor de sémen nos parâmetros de qualidade do sémen ou na taxa de fertilidade em espécies caprinas das Ilhas Andaman e Nicobar. Por conseguinte, o presente estudo formulou a hipótese de que a inclusão de taurina poderia melhorar os parâmetros de qualidade do sémen *in vitro*, os antioxidantes seminais e reduzir a fuga de enzimas intracelulares e o efluxo de colesterol no sémen de Teressa buck das Ilhas Andaman e Nicobar. Assim, o objetivo do presente estudo consistiu em avaliar os efeitos de diferentes concentrações de taurina no extensor de sémen sobre os parâmetros de qualidade do sémen in *vitro*, os antioxidantes seminais, a fuga de enzimas intracelulares e o efluxo de colesterol do sémen líquido conservado de pato Teressa das

Ilhas Andaman e Nicobar.

MATERIAIS E MÉTODOS

Localização do estudo

O presente estudo foi realizado no âmbito do projeto de melhoramento de caprinos do ICAR-AICRP no ICAR-Central Island Agricultural Research Institute (ICAR-CIARI), em Port Blair, nas ilhas Andaman e Nicobar, na Índia, localizadas entre 6°45 e 13°41 de latitude norte e 92°12 e 93°57 de longitude leste. Esta experiência foi realizada no pico da estação seca de verão, ou seja, em janeiro (precipitação: 125,80 mm, THI: 84,16, hora de luz: 8,54 h) e fevereiro (precipitação: 13 mm, THI: 83,73, hora de luz: 9,37 h) nas Ilhas Andaman e Nicobar, Índia.

Animais de laboratório

Foram seleccionados para esta experiência seis (n=6) indivíduos saudáveis com um índice de condição corporal de 2,5 a 3,5 (boa condição). Foram seleccionados para a experiência cabritos da raça Teressa com três a quatro anos de idade, pesando 34 a 36 kg. As cabras Teressa eram mantidas num sistema semi-intensivo que lhes permitia o acesso ao pasto natural das 7:30 às 12:00 horas e as mantinha no galpão o resto do dia. Os animais foram mantidos sob práticas de maneio uniformes, de acordo com o programa da exploração. De acordo com o programa da exploração, foram efectuados os procedimentos gerais de desparasitação, vacinação, prevenção de doenças, corte dos pêlos do pénis e aparo dos pés.

Conceção experimental

O extensor de sêmen Tris-glicose-citrato-gema de ovo (TGCE) usado neste estudo continha Tris: 3,604 g, glicose: 1 g, ácido cítrico: 1,65 g, gema de ovo fresca: 10 mL, estreptomicina: 100 mg e penicilina: 1.00.000 UI e diferentes concentrações de taurina (0 mM, 25 mM, 50 mM e 100 mM, no Grupo II ou III ou IV, respetivamente) para 100 mL de água deionizada. O extensor para o controlo (Grupo I) não continha taurina. O pH final do extensor de sémen foi ajustado para 6,8-7,0 nos três grupos experimentais. As amostras de sémen foram diluídas para manter a concentração de espermatozóides de 100-120 milhões/palha. Todas as amostras de sémen diluídas foram conservadas a uma temperatura refrigerada (5°C) durante cinco dias e as amostras de sémen foram avaliadas quanto a vários parâmetros de qualidade do sémen e perfis antioxidantes após 30 min, 12 h, 24 h, 48 h, 72 h e 96 h.

Recolha de sémen

Os ejaculados de sémen foram recolhidos de cada macho duas vezes por semana, entre as 6.00 e as 7.30 da manhã, utilizando o método padronizado da vagina artificial. Cada macho teve dois ejaculados recolhidos, com um intervalo de uma hora entre eles. Estes ejaculados foram colocados num banho de água (37 °C) imediatamente após a recolha do sémen e testados quanto às características de rotina da qualidade do sémen, tais como volume, cor, pH, concentração de espermatozóides e atividade de massa. Os ejaculados com uma ampla gama de pH, padrões de cor estranhos ou uma pequena quantidade foram rejeitados, enquanto os restantes ejaculados foram inspeccionados e processados para investigação posterior. Os ejaculados foram testados para parâmetros seminais de rotina e aceites para avaliação depois de cumprirem as normas do Protocolo Mínimo Padrão (MSP), tais como concentração: $>2,5 \times 10^9$ espermatozóides/mL; atividade de massa: >3+, motilidade individual: >70%, e anormalidade geral não superior a 10%. Seguindo a metodologia de seleção acima descrita, foram escolhidos 50 de 72 ejaculados (6 patos x 12 ejaculados). Na sequência das avaliações preliminares, dois ejaculados sucessivos do mesmo macho (doravante designados por "amostra", n = 25) foram agrupados e tratados com uma diluição inicial dupla com um extensor Tris-glicose-citrato-gema de ovo específico para caprinos, previamente aquecido (37 °C). Assim, 50 ejaculados escolhidos foram reunidos a partir de 72 colheitas originais para fornecer 25 amostras para a experiência. As amostras parcialmente diluídas foram transportadas para o laboratório num frasco isolado cheio de água quente (37 °C) para processamento posterior. As amostras de esperma diluídas foram retidas em tubos de vidro e arrefecidas de 37 para 5°C a uma taxa de 0,2-0,3°C/min, e depois mantidas a 5°C durante toda a experiência. As características da qualidade do esperma foram testadas após 30 min, 12 h, 24 h, 48 h, 72 h e 96 h.

Avaliação do sémen

Parâmetros seminais, como motilidade espermática (Salisbury *et al.* 1978), viabilidade e anormalidades morfológicas totais dos espermatozoides pela coloração de Eosina-Nigrosina (Agarwal *et al.* 2016), integridade acrossomal pela coloração de Giemsa (Watson 1975) e integridade da membrana plasmática pelo teste de dilatação hipo-osmótica (Jeyendran *et al.* 1984) e integridade nuclear pela técnica de coloração de Feulgen (Barth e Oko 1989) foram determinados com procedimentos padrão.

Ensaios bioquímicos

Uma alíquota de sémen de cada amostra foi centrifugada a 3000 × g durante 15 minutos a 4°C; os pellets de esperma foram separados e lavados por ressuspensão em tampão fosfato salino (PBS) e centrifugados (três vezes). Uma gota de plasma seminal foi examinada sob um microscópio de alta potência para determinar se estava livre de espermatozóides. Os espermatozóides foram adicionados a 1 mL de água desionizada após a centrifugação final, congelados e mantidos a -80°C para análise posterior. A concentração de espermatozóides foi avaliada no momento da estimativa e depois rediluída para incluir 150 milhões de células por mL. O MDA e o colesterol total foram medidos nos espermatozóides, enquanto AST, ALT, LDH e TAC foram avaliados no plasma seminal.

O nível de peroxidação lipídica dos espermatozóides foi medido pela determinação da produção de malondialdeído (MDA) usando ácido tiobarbitúrico (TBA) de acordo com o método de Suleiman *et al.* (1996). Os antioxidantes no plasma seminal (mM/L) foram estimados pelo kit de ensaio colorimétrico TAC (709001; Cayman Chemical Co.,

EUA) de acordo com as directrizes do fabricante. O conteúdo de colesterol nos espermatozóides foi estimado com o uso do kit de ensaio de colesterol (Span Diagnostics Ltd., Índia), e os resultados foram expressos como µg de colesterol/10^8 espermatozóides. As actividades de enzimas intracelulares, como AST, ALT e LDH, foram estimadas no plasma seminal com um kit de ensaio (Span Diagnostics Ltd., Índia).

Análise estatística

A análise estatística foi efectuada utilizando o procedimento PROC GLM do software Statistical Analysis Software (SAS, versão 9.3.1; SAS Institute, Inc., Cary, NC, 2011). A análise de variância (ANOVA) foi aplicada para determinar os efeitos do cloridrato de cisteína nos parâmetros de qualidade do sêmen e nos perfis bioquímicos do sêmen líquido preservado e, para comparação múltipla, foi aplicado o teste de intervalo múltiplo de Duncan. Os dados relativos aos parâmetros de qualidade do sémen e aos perfis bioquímicos foram analisados através do procedimento de modelos lineares gerais (séries temporais com medidas repetidas). Os valores médios foram expressos como média ± SEM. As diferenças foram consideradas significativas se $P<0,05$.

RESULTADOS

O presente estudo revelou que o sêmen de cabra Teressa era principalmente de cor branca cremosa com um volume médio de 0,92 ± 0,23 mL, atividade de massa de 3,75 ± 0,05, pH de 6,88 ± 0,04, concentração de 3,74 ± 0,07 × 10^9 espermatozóides por mL, motilidade de 86,16 ± 1,62%, viabilidade de 87,32 ± 0,93%, anormalidade espermática total de 6.26±0,16%, integridade acrossomal de 88,79±1,10%, integridade da membrana plasmática de 87,60±1,36%, integridade nuclear de86,22±0,67%, TAC de 1,34±0,06 mM/L, MDA de 2.19±0,03 nM/10^8 espermatozoides, colesterol total de 26,99±0,88 µg/10^8 espermatozoides, AST de43,26±1,35 U/L, ALT de15,34±0,34 U/L e LDH de 215,94±3,10 U/L. Os resultados revelaram que o sêmen tratado com taurina 50 mM teve significativamente ($p < 0,05$) maior motilidade, viabilidade, membrana plasmática, integridades acrossomal e nuclear e TAC e teve significativamente ($p < 0,05$) menores anormalidades espermáticas totais, vazamento de AST, ALT e LDH, MDA e efluxo de colesterol em comparação com os grupos de controle, 25 mM e 100 mM tratados com taurina em diferentes horas de armazenamento líquido (Tabela 1 e Tabela 2). Além disso, esses parâmetros de qualidade do sêmen e antioxidantes mostraram tendência de aumento e a anormalidade total do esperma, MDA, vazamento de enzimas intracelulares e efluxo de colesterol mostraram tendência de diminuição do Gr I para o Gr III e, em seguida, tendências opostas do Gr III para o Gr IV em diferentes horas de armazenamento líquido. Assim, a taurina 50 mM foi a dose óptima ou adequada para a conservação do sémen líquido no sémen de pato Teressa. Além disso, a taurina 25 mM e 100 mM foram inferiores ao tratamento com 50 mM para estas características do sémen, e houve uma diferença significativa (P<0,05) entre 25 mM ou 100 mM e 50 mM para estas respostas. A partir dos dados deste experimento, ficou óbvio que a adição de taurina, especialmente a 50 mM ao diluente de sêmen, resultou em uma melhoria significativa na qualidade do sêmen, na atividade antioxidante e na redução do efluxo de colesterol, do vazamento de enzimas intracelulares e da produção de MDA no sêmen caprino armazenado *in vitro* a 5°C por 30 min, 12 h, 24 h, 48 h, 72 h e 96 h.

Imediatamente após a diluição (30 min), os grupos de tratamento e de controlo apresentavam motilidade espermática total, viabilidade, integridade acrossomal, integridade da membrana plasmática, integridade nuclear, anormalidade espermática total, TAC, MDA, AST, ALT e LDH semelhantes, ao passo que, nos intervalos de tempo subsequentes, estes parâmetros de qualidade do sémen e o TAC eram mais elevados e a anormalidade espermática, MDA, AST, ALT e LDH eram significativamente mais baixos ($P < 0,05$) nos grupos tratados com taurina em comparação com o grupo de controlo. No entanto, parâmetros de qualidade do sémen e TAC significativamente mais elevados ($P < 0,05$) e menor anormalidade espermática, MDA, AST, ALT e LDH foram observados no grupo III contendo 50 mM de taurina. Assim, os espermatozóides de pato tratados com 50 mM de taurina tiveram maior qualidade seminal e TAC por mais tempo. Portanto, isso pode ser concluído que a taurina ajudou a manter a qualidade do esperma por mais tempo.

DISCUSSÃO

A inclusão de taurina no diluidor de sémen melhorou os parâmetros de qualidade do sémen e os perfis antioxidantes, diminuiu a fuga de enzimas intracelulares, evitou o efluxo de colesterol, reduziu a formação de MDA, as anomalias nucleares e as anomalias morfológicas totais dos espermatozóides de cabra. Assim, a taurina melhorou e protegeu a integridade estrutural e o desempenho funcional dos espermatozóides a um nível mais elevado. Estudos anteriores relataram que a taurina melhorou a qualidade do sémen, bem como a taxa de fertilidade em diferentes espécies animais (bovinos; Uysal *et al.* 2007, ovinos: Bucak e Tekin 2007, Bucak *et al.* 2007, caprinos: Atessahin *et al.* 2008, suínos: Funahashi e Sano 2005, felino: Baran *et al.* 2009, coelho: Alvarez e Storey 1983 e humano: Lopes *et al.* 1998), não havia investigações semelhantes na cabra Teressa e, de acordo com a literatura disponível, esta é a primeira informação sobre o efeito da taurina no esperma preservado em líquido da cabra Teressa.

A membrana dos espermatozóides de mamíferos contém um nível mais elevado de ácidos gordos poli-insaturados, pelo que os espermatozóides são susceptíveis à peroxidação lipídica, que ocorre como resultado da oxidação-redução dos lípidos da membrana por moléculas de oxigénio parcialmente reduzidas, como o superóxido, o peróxido de hidrogénio e os radicais hidroxilo (Asadpour *et al.* 2012). Os peróxidos lipídicos prejudicam a função espermática através da alteração da motilidade dos espermatozóides, da integridade da membrana e dos danos no ADN dos espermatozóides através do stress oxidativo, bem como da produção de aldeídos citotóxicos (Griveau *et al.* 1995). Além disso, o sistema de defesa antioxidante do plasma seminal e espermatozóides é comprometido durante o processamento e preservação do sémen

(Alvarez e Storey 1992). A adição de antioxidantes exógenos ao extensor de sémen melhorou a qualidade do esperma porque os antioxidantes exógenos modulam o sistema antioxidante do sémen (Asadpour *et al.* 2012). O antioxidante pode ajudar a prevenir o processo oxidativo (Sikka 2004), uma vez que os aminoácidos são moléculas carregadas (Anchordoguy *et al.* 1988) que interagem electrostaticamente com os grupos fosfato dos fosfolípidos da membrana plasmática do esperma, gerando um revestimento na superfície do esperma que o protege de choques de temperatura. Os efeitos benéficos da taurina na preservação do sémen devem-se ao facto de ser um antioxidante muito potente (Chhillar *et al.* 2011). O aminoácido sulfonado, taurina, presente tanto no fluido epididimal como no fluido do oviduto, é um importante protetor das células contra a acumulação de ROS quando expostas a condições aeróbicas (Alvarez e Storey 1983, Holmes *et al.* 1992). No presente estudo, os efeitos da taurina sobre esses parâmetros foram semelhantes aos resultados obtidos por outros pesquisadores, que observaram a suplementação de taurina para proteger o coelho não congelado (Alvarez e Storey 1983), carneiro (Bucak e Tekin 2007) e esperma de carneiro congelado-descongelado (Uysal *et al.* 2005). A adição de taurina ao meio diluente de espermatozóides reduz ou previne a formação de radicais livres que poderiam danificar as membranas plasmáticas e acrossomais, bem como a motilidade. Consequentemente, a fertilidade do sémen líquido aumenta, levando a taxas de gravidez mais elevadas.

Os resultados do presente estudo mostraram que a adição de taurina 50 mM melhora a capacidade de preservação líquida do esperma de cabra preservado à temperatura do frigorífico. A melhoria da qualidade do sémen pela adição de taurina exógena registada no presente estudo foi previamente relatada no sémen de touro na forma de motilidade e membrana acrossomal intacta (Sariozkan *et al.* 2009). Além disso, a taurina 50 mM melhorou significativamente as percentagens de viabilidade espermática e membrana plasmática intacta (Chhillar *et al.* 2011).

A taurina ajuda a manter a integridade do acrossoma normal (Sariozkan *et al. 2009)* e estabiliza o plasmalema dos espermatozóides e assim aumenta a motilidade. Taurina, em células de esperma é capaz de reagir com muitas espécies reactivas de oxigénio diretamente para proteger as células de mamíferos contra o stress oxidativo, e, portanto, manter a motilidade do esperma (Bucak *et al.* 2007). Portanto, como visto por este estudo, tenta melhorar a motilidade e viabilidade das células espermáticas através da incorporação de taurina no armazenamento líquido (Baran *et al.* 2009, Alvarez e Storey 1983, [18, 19, 36] e forma de sémen congelado (Chhillar *et al.* 2011).

Um relatório recente sugeriu que a qualidade do sémen é deteriorada (Aitken *et al. 2010)* pela qual os danos no ADN são induzidos no gâmeta masculino por stress oxidativo e os espermatozóides são particularmente vulneráveis a este stress oxidativo, uma vez que geram peróxido lipídico e são também alvos ricos para o ataque de radicais oxidativos. Os autores também chamam a atenção para o facto de que os espermatozóides são transcritivamente inactivos e têm uma pequena quantidade de citoplasma e são deficientes em níveis de antioxidantes e sistemas de reparação de ADN (Aitken e Fisher 1994). O stress oxidativo é um agente causador da infertilidade masculina e induz a fragmentação do ADN nos espermatozóides (Aitken e Fisher 1994). Além disso, existem algumas investigações que foram realizadas sobre os efeitos da adição de diferentes antioxidantes em extensores enquanto líquido ou procedimento de criopreservação em espermatozóides de mamíferos (Kankofer *et al.* 2005). Os peróxidos lipídicos são gerados no sémen por espermatozóides danificados e anormais e também por leucócitos seminais contaminados. As ROS danificam as células do esperma alterando os lípidos, as proteínas e as moléculas de ADN. Os espermatozóides são facilmente susceptíveis ao efeito peroxidativo dos lípidos, que é causado por um nível mais elevado de espécies reactivas de oxigénio, devido à maior concentração de ácidos gordos polinsaturados nos fosfolípidos da membrana plasmática e pouco no citoplasma. No nosso estudo, a inclusão de taurina diminuiu a fragmentação do ADN principalmente na dose de 50 mM na preservação do líquido do sémen de cabra. Além disso, a taurina também protege a membrana plasmática, bem como a integridade da membrana mitocondrial e também a estrutura do citoesqueleto do flagelo do espermatozoide como efeitos de proteção celular. A taurina também protegeu os antioxidantes no extensor de sémen, que por sua vez ajuda a manter a função do transporte da membrana (Alvarez e Storey 1992) e também a fertilidade dos espermatozóides.

Além disso, mantém o plasma, a integridade da membrana mitocondrial e a estrutura do citoesqueleto dos flagelos do esperma como efeitos de proteção celular. A taurina também protege o nível antioxidante no extensor do sémen (Bucak *et al.* 2007), que ajuda a manter o transporte da membrana e a fertilidade dos espermatozóides. O axossoma e as fibras densas associadas das peças do meio no esperma são cobertas por mitocôndrias que geram energia a partir de reservas intracelulares de ATP. Estas são responsáveis pela motilidade do esperma (Garner e Hafez 1993). Com base em nossos resultados, podemos supor que a taurina aditiva exibiu efeitos protetores sobre a integridade funcional do axossoma e mitocôndrias, melhorando a motilidade do esperma no armazenamento líquido preservado de sêmen de cabra.

AST, ALT e LDH são essenciais para os processos metabólicos que fornecem energia para a sobrevivência, motilidade e fertilidade dos espermatozóides e estas actividades de transaminase no sémen são bons indicadores da qualidade do sémen porque medem a estabilidade da membrana do esperma (Corteel 1980). Assim, o aumento de espermatozóides anormais no armazenamento causa alta concentração de enzimas transaminase no fluido extracelular devido a danos na membrana espermática e facilidade de vazamento de enzimas dos espermatozóides (Gundogan 2006). Além disso, a diminuição das actividades de AST, ALT e LDH do plasma seminal e do sémen no sémen tratado com taurina pode ser devida à manutenção da estabilidade estrutural do esperma (Buckland 1971). No presente estudo, os níveis de AST, ALT e LDH foram menores no sémen tratado com taurina, uma vez que estabiliza a integridade da membrana do acrossoma, plasma, mitocôndrias e flagelos do esperma.

A taurina previne o efluxo de colesterol da membrana do esperma e a produção de MDA em diluentes, o que indica que previne a capacitação prematura e a reação acrossomal, actuando como um antioxidante. Juntamente com os fosfolípidos, o colesterol é necessário para a integridade física da célula e assegura a fluidez da membrana celular. O colesterol desempenha um papel especial na membrana do esperma porque a sua libertação da membrana do esperma inicia o passo chave no processo de capacitação e reação acrossómica que é crucial para a fertilização (Witte e Schafer-Somi 2007). Além disso, a adição de colesterol aos diluentes antes da descongelação aumenta a resistência dos espermatozóides ao stress causado pelos procedimentos de congelação-descongelação, preservando a motilidade dos espermatozóides e o potencial de fertilização (Moore *et al.* 2005). No presente estudo, o efluxo de colesterol e a produção de MDA foram diminuídos no grupo tratado com taurina em comparação com o grupo de controlo não tratado (Bucak *et al.* 2007, Chhillar *et al.* 2011, Urata *et al.* 2001, Saleh e Agarwal 2002). Por conseguinte, as amostras de sémen tratadas com taurina apresentaram um elevado poder de crioresistência do que o grupo de controlo não tratado. No presente estudo, observou-se que os parâmetros do esperma que recebeu 50 mM de taurina foram significativamente mais elevados do que os dos outros grupos de tratamento e controlo.

Os resultados do presente estudo mostraram que a adição de 50 mM de taurina melhora a qualidade de conservação do sémen de cabra em comparação com as amostras de sémen tratadas com 25 ou 100 mM de taurina ou sem taurina. Os diferentes efeitos dos diferentes níveis de taurina podem ser explicados de acordo com o relatório de Perumal *et al.* (2013). Relatórios anteriores (Perumal *et al.* 2011 a, Perumal *et al.* 2011 b) sugeriram que a concentração excessiva de antioxidantes induziu alta fluidez na membrana plasmática do espermatozoide acima do ponto desejado ou ideal, tornando o espermatozoide mais suscetível aos danos acrossomais. Além disso, a concentração de antioxidantes incluídos no extensor tem de ser monitorizada com o máximo cuidado, uma vez que uma concentração elevada de antioxidantes é prejudicial para os espermatozóides, pois uma dosagem mais elevada tem de alterar as condições fisiológicas, bem como a osmolaridade do extensor de sémen. Em ram, a sobrevivência dos espermatozóides aumentará quando a dosagem de antioxidante adicionada ao extensor aumentar.

No entanto, a dosagem de antioxidante maior do que a quantidade necessária foi tóxica para os espermatozóides (Maxwell e Stojanov 1996). A expressão excessiva de taurina pode refletir um defeito no desenvolvimento ou maturação dos espermatozóides, assim como danos celulares nos espermatozóides, resultando numa diminuição do potencial de fertilização dos espermatozóides (Gavella *et al.* 1996). Da mesma forma, no presente estudo, o aumento da dosagem de taurina a 100 mM afectou os parâmetros seminais e bioquímicos no extensor de sémen de cabra. Por outro lado, uma menor concentração de antioxidante também afectou significativamente os parâmetros de qualidade do esperma *in vitro*. Além disso, a adição de taurina exógena melhorou significativamente as percentagens de morfologia do ADN, viabilidade espermática e membrana plasmática intacta, especialmente a 50 mM de taurina. As maiores porcentagens de plasma intacto e membranas acrossomais foram encontradas em 50 mM de taurina, o que pode ser a razão para uma melhor motilidade nessas amostras (Perumal *et al.* 2013).

A descoberta mais interessante do presente estudo é que a taurina melhorou a qualidade do sémen da estação seca de verão ao nível dos espermatozóides frescos recolhidos durante a estação das chuvas. Este tipo de espermatozóides pode ser utilizado em diferentes tecnologias de reprodução assistida após a suplementação de antioxidantes durante este período seco de verão. Com base em estudos anteriores, foi observada uma maior qualidade espermática nas amostras de sémen de controlo, tanto de sémen fresco como de sémen líquido armazenado, colhido durante a estação das chuvas, o que provavelmente foi responsável por mascarar quaisquer efeitos significativos da suplementação de antioxidantes nestes tipos de espermatozóides durante a estação das chuvas. De facto, os espermatozóides expressam os seus melhores desempenhos durante a estação das chuvas e normalmente não necessitam de quaisquer melhorias adicionais relativamente aos seus parâmetros de qualidade. Em contraste, os parâmetros de qualidade durante a estação seca de verão foram muito baixos, com efeitos claros dos antioxidantes nas suas melhorias.

Neste estudo, as melhorias observadas na qualidade dos espermatozóides podem ser atribuídas à prevenção da geração excessiva de radicais livres, produzidos pelos próprios espermatozóides, por meio da propriedade antioxidante da taurina. Concluiu-se que os possíveis efeitos protetores da suplementação de taurina aumentam o conteúdo de enzimas antioxidantes e previnem o efluxo de colesterol e fosfolipídios da membrana celular e a produção de MDA. Assim, protege os espermatozóides durante a preservação líquida e aumenta a fertilidade nesta espécie. Estudos futuros, medindo o nível da taxa de fertilidade em ensaios de fertilidade *in-vitro* ou *in-vivo,* são necessários para confirmar os presentes resultados.

REFERÊNCIAS

Agarwal A, Gupta S e Sharma R. 2016. Procedimento de coloração com Eosina-Nigrosina. In: Agarwal A, Gupta S, Sharma R. (Eds.), Andrological evaluation of male infertility. Springer. https://doi.org/10.1007/978-3- 319-26797-5 8

Agarwal A, Virk G, Ong C e Plessis S. 2014. Efeito do stress oxidativo na reprodução masculina. *Revista Mundial de Saúde Masculina* 32: 1.

Aitken J e Fisher H. 1994. Reactive oxygen species generation and human spermatozoa: the balance of benefit and risk. *Bioassays* 16(4): 259-267.

Aitken R J, De Luliis G N, Finnie J M, Hedges A e McLachlan R. 2010. Análise das relações entre stress oxidativo, danos no ADN e vitalidade dos espermatozóides numa população de pacientes: desenvolvimento de critérios de diagnóstico. *Reprodução Humana* 25(10): 2415-2426.

Alvarez J G e Storey B T. 1992. Evidência de aumento do dano peroxidativo lipídico e perda da atividade da superóxido dismutase como modelo de dano crio sub-letal ao esperma humano durante a criopreservação. *Journal of Andrology* 13(3): 232-41.

Alvarez JG e Storey BT. 1983. Taurina, hipotaurina, epinefrina e albumina inibem a peroxidação lipídica em espermatozóides de coelho e protegem contra a perda de motilidade. *Biologia da Reprodução* 29(3): 548-555.

Amoah E A e Gelaye S. 1997. Avanços biotecnológicos na reprodução de cabras. *Jornal de Ciência Animal* 75: 578-85.

Anchordoguy T, Carpenter J, Looms S e Crowe J. 1988. Mechanisms of interaction of amino acids with phospholipids bilayers during freezing (Mecanismos de interação de aminoácidos com bicamadas de fosfolípidos durante a congelação). *Biochemical and Biophysical Ata* 946: 505-12.

Asadpour R, Jafari R e Tayefi-Nasrabadi H. 2012. O efeito da suplementação antioxidante em extensores de sémen na qualidade do sémen e na peroxidação lipídica de espermatozóides de touro refrigerados. *Jornal iraniano de investigação veterinária* 13(3): 246 - 9.

Atessahin A, Bucak MN, Tuncer PB e Kizil M. 2008. Efeitos dos aditivos antioxidantes nos parâmetros microscópicos e oxidativos do sémen de cabra Angorá após o processo de congelação-descongelação. *Small Ruminant Research* 77(1): 38-44.

Baran A, Demir K, Sahin BE, Evecen M, Bacinoglu S, Alkan S e Ileri IK. 2009. Armazenamento refrigerado a curto prazo de sémen de gato estendido com e sem extensores de leite contendo taurina. *Jornal de Avanços Veterinários Animais* 8(7): 1367-1371.

Barth A D e Oko R J. 1989. Preparação de sémen para exame morfológico. In: Morfologia anormal de espermatozóides bovinos. Ames, IA: Iowa State University Press; pp. 8-18.

Baumber J, Ball B A e Linfor J J. 2005. Avaliação da criopreservação de espermatozóides de equídeos na presença de enzimas e antioxidantes. *Jornal Americano de Investigação Veterinária*

66(5): 772-9.

Baumber J, Ball B A, Gravance C G, Medina V e Davies-Morel M C G. 2000. The effect of reactive oxygen species on equine sperm motility, viability, acrosomal integrity, mitochondrial membrane potential and membrane lipid peroxidation. *Journal of Andrology* 21: 895-902.

Bucak MN e Tekin N. 2007. Efeito protetor da taurina, glutationa e trealose no armazenamento líquido do sémen de carneiro. *Small Ruminant Research* 73(1-3): 103-108.

Bucak MN, Atessahin A, Varisli O, Yuce A, Tekin N e Akçay A. 2007. The influence of trehalose, taurine, cysteamine and hyaluronan on ram semen microscopic and oxidative stress parameters after freezethawing process. *Theriogenology* 67(5): 1060-1067.

Buckland R B. 1971. A atividade de seis enzimas do plasma seminal e do esperma de galinha. 1. Efeito do armazenamento in vitro e de famílias de irmãos completos na atividade enzimática e na fertilidade. *Poultry Science* 50(6): 1724-1734.

Chen Y, Foote RH e Brockett CC. 1993. Efeito da sacarose, trealose, hipotaurina, taurina e soro sanguíneo na sobrevivência do esperma de touro congelado. *Cryobiology* 30(4): 423-431.

Chhillar S, Singh VK, Kumar R e Atreja SK. 2011. Efeitos da suplementação com taurina ou trealose na competência funcional do sémen criopreservado de Karan Fries. *Animal Reproduction Science* 135(1-4): 1- 7.

Corteel J M. 1980. Effects du plasma séminal sur la survie et la fertilité des spermatozoids conservés in vitro. *Reproduction Nutrition Development* 20(4): 1111-1123.

Foote RH, Chen Y e Brockett CC. 1993. Fisiologia e gestão. Fertilidade de espermatozóides de touro congelados em extensor de leite integral com trealose, taurina ou soro sanguíneo. *Journal of Dairy Science* 76(7): 1908-1913.

Funahashi H e Sano T. 2005. Antioxidantes seleccionados melhoram a função do sémen de javali armazenado a 10° C. *Theriogenology* 63(6): 16051616.

Gangwar C, Saxena A, Patel A, Singh S P, Yadav S, Kumar R e Singh V. 2018. Efeito da suplementação de glutationa reduzida na criopreservação induzida por crioinjúrias de esperma no sémen de touro Murrah. *Animal Reproduction Science* 192: 171-8.

Garner DL e Hafez ESE. 1993. Espermatozóides e plasma seminal. In: Hafez ESE, editor. Reproduction in farm animals. Philadelphia: Lea and Febier. pp. 167-182.

Griveau J F, Dumont E, Renard P, Callegari J P e Le Lannou D. 1995. Reactive oxygen species, lipid peroxidation and enzymatic defence systems in human spermatozoa. *Jornal de Reprodução e Fertilidade* 103(1): 17-26.

Gundogan M. 2006. Alguns parâmetros reprodutivos e constituintes do plasma seminal em relação à estação do ano em carneiros Akkaraman e Awassi. *Jornal Turco de Veterinária e Ciência Animal* 30(1): 95-100.

Holmes RP, Goodman HO, Shihabi ZK e Jarow JP. 1992. O conteúdo de taurina e hipotaurina do sémen humano. *Journal of Andrology* 13(3): 289292.

Jayaganthan P, Perumal P, Balamurugan T C, Verma R P, Singh L P, Pattanaik A K e Meena K. 2013. Efeitos da suplementação com

Tinospora cordifolia na qualidade do sémen e no perfil hormonal do carneiro. *Ciência da Reprodução Animal* 140(1): 47-53.

Jeyakumar S, Sunder J, Yadav S P, De A K, Kundu A, Kundu M S e Sujatha T. 2020. Estimativa da diversidade genética entre a população de cabras Teressa das ilhas A e N utilizando marcadores de microssatélites. *Indian Journal of Animal Research* 54(12): 1465-9.

Jeyendran R S, Van der Ven H H, Perez-Pelaez M, Crabo B G e Zaneveld L J. 1984. Desenvolvimento de um ensaio para avaliar a integridade funcional da membrana do esperma humano e a sua relação com outras características do sémen. *Journal of Reproduction and Fertility* 70(1): 219-28.

Kankofer M, Kolm G, Aurich J e Aurich C. 2005. Atividade da glutationa peroxidase, superóxido dismutase e catalase e intensidade da peroxidação lipídica no sémen de garanhão durante o armazenamento a 5°C. *Theriogenology* 63(5): 1354-1365.

Lopes S, Jurisicova A, Sun JG e Casper RF. 1998. Espécies reactivas de oxigénio: causa potencial da fragmentação do ADN nos espermatozóides humanos. *Human Reproduction* 13(4): 896-900.

Maxwell W M e Salamon S. 1993. Armazenamento líquido de sémen de carneiro: uma revisão. *Reproduction, Fertility and Development* 5: 613-38.

Moore A I, Squires E L e Graham J K. 2005. Adiciona colesterol à membrana plasmática do espermatozoide de garanhão e melhora a criosupervivência. *Cryobiology* 51(3): 241-249.

O'Hara L, Hanrahan J P, Richardson L, Donovan A, Fair S, Evans A C O e Lonergan P. 2010. Efeito da duração do armazenamento, temperatura de armazenamento e diluente sobre a viabilidade e fertilidade do esperma fresco de carneiro. *Theriogenology* 73: 541-9.

Perumal P, Chamuah J K e Rajkhowa C. 2013. Efeito da catalase no armazenamento líquido (5^0 C) do sémen de mithun *(Bos frontalis)*. *Asian Pacific Journal ofReproduction* 2(3): 209-14.

Perumal P, Chamuah J K, Nahak A K e Rajkhowa C. 2015. Efeito da melatonina no armazenamento líquido (5°C) do sémen com estudo retrospetivo da taxa de parto em diferentes estações do ano em mithun (*Bos frontalis*). *Asian Pacific Journal of Reproduction* 4(1): 1-12.

Perumal P, Chang S, Baruah K K e Srivastava N. 2018. A administração de melatonina exógena de liberação lenta modula os perfis de estresse oxidativo e a capacidade de fertilização *in vitro* dos espermatozóides de mithun criopreservados. *Theriogenology* 120: 79-90.

Perumal P, Chang S, Khate K, Vupru K e Bag S. 2019. A suplementação alimentar de óleo de linhaça modula a produção de sémen e os seus parâmetros de qualidade, congelabilidade, perfis de stress oxidativo, biometria escrotal e testicular e perfis endocrinológicos em mithun. *Theriogenology* 136: 47-59.

Perumal P, Selvaraju S, Barik A K, Mohanty D N, Das S e Mishra P C. 2011b. Role of reduced glutathione in improving post-thawed frozen seminal characters of poor freezable Jersey crossbred bull semen. *Indian Journal of Animal Sciences* 81(8): 807-10.

Perumal P, Selvaraju S, Selvakumar S, Barik A K, Mohanty D N, Das R K, Das S e Mishra P C. 2011a. Effect of pre-freeze addition of cysteine hydrochloride and reduced glutathione in semen of crossbred Jersey bulls on sperm parameters and conception rates. *Reprodução em animais domésticos* 46(4): 636-41.

Perumal P, Vupru K e Rajkhowa C. 2013. Efeito da adição de glutationa reduzida no armazenamento líquido (5°C) do sémen de mithun *(Bos frontalis). Jornal Indiano de Ciências Animais* 83(10): 1024-8.

Perumal P, Vupru K e Rajkhowa C. 2013. Efeito da adição de taurina no armazenamento líquido (5° C) do sémen de mithun (*Bos frontalis). Medicina Veterinária Internacional* 2013: 1-7; Artigo ID 165348.

Perumal P, Vupru K e Rajkhowa C. 2014. Efeito da adição de cloridrato de cisteína no armazenamento líquido (5° C) do sémen de mithun (*Bos frontalis*). *Indian Veterinary Journal* 91(2):76-8.

Perumal P, Vupru K e Rajkhowa C. 2015. Efeito da adição de trealose no armazenamento líquido (5° C) do sémen de mithun (*Bos frontalis*). *Indian Journal of Animal Research* 49(6): 837-46.

Perumal P. 2014. Efeito da superóxido dismutase no armazenamento líquido (5° C) do sémen de mithun *(Bos frontalis). Journal of Animals* 2014: 1-9; Artigo ID 821954.

Saleh A e Agarwal A. 2002. Oxidative stress and male infertility: from research bench to clinical practice. *Journal of Andrology* 23(6):

737752.

Salisbury G W, Van Demark N L e Lodge J R. 1978. Physiology of Reproduction and Artificial Insemination of cattle (Fisiologia da reprodução e inseminação artificial de bovinos). H. Freeman e Comp. São Francisco. U.S.A.

Sariozkan S, Bucak MN, Tuncer PB, Ulutas PA e Bilgen A. 2009. A influência da cisteína e da taurina nos parâmetros de stress microscópico-oxidativo e na capacidade de fertilização do sémen de touro após a criopreservação. *Cryobiology* 58(2): 134-138.

Shoae A e Zamiri M J. 2008. Efeito do hidroxitolueno butilado nos espermatozóides de touro congelados em extensor de gema de ovo-citrato. *Animal Reproduction Science* 104(2-4): 414-8.

Sikka S C. 1996. Oxidative stress and role of antioxidants in normal and abnormal sperm function. *Frontiers in Bioscience* 1: 78-86.

Sinha M P, Sinha A K, Singh B K e Prasad P L. 1996 The effect of glutathione on the motility, enzyme leakage and fertility of frozen goat semen. *Theriogenology* 41: 237-43.

Suleiman S A, Ali M E, Zaki M S, Malik E M E A e Nast M A. 1996.

Peroxidação lipídica e motilidade dos espermatozóides humanos: papel protetor da vitamina E. *Journal of Andrology* 17(5): 530-537.

Urata K, Narahara H, Tanaka Y, Gashiru T, Takayama E e Miyakaw I. 2001. Effect of endotoxin-induced reactive oxygen species on sperm motility. *Fertility and Sterility* 76(1): 163-166.

Uysal O, Bucak MN, Yavas I, Varisli O e Gurcan IS. 2005. Avaliação do esperma de carneiro congelado com várias concentrações de taurina. *Indian Veterinary Journal* 82(10): 1059-1061.

Uysal O, Buck MN, Yavas I e Varisli O. 2007. Efeito de vários antioxidantes na qualidade do sémen de touro congelado e descongelado. *Jornal de Avanços Animais e Veterinários* 6(12): 1362-1366.

Watson P F. 1975. Utilização de uma coloração Giemsa para detetar alterações nos acrossomas de espermatozóides de carneiro congelados. *Veterinary Record* 97: 12-5.

Wen F, Li Y, Feng T, Du Y, Ren F, Zhang L, Han N, Ma S, Li F, Wang P e Hu J. 2019. O extrato de procianidina de semente de uva (GSPE) melhora a qualidade do esperma de cabra quando preservado a 4 C.

Animais 9. https://doi.org/10.3390/ani9100810

Witte T S e Schafer-Somi S. 2007. Involvement of cholesterol, calcium and progesterone in the induction of capacitation and acrosome reaction of mammalian spermatozoa. *Ciência da Reprodução Animal* 102(3-4): 181-193.

Table 1. Comparison of quality parameters of liquid stored Teressa goat spermatozoa following preservation with taurine (0 mM, 25 mM, 50 mM and 100 mM) (Mean ± SEM)

Total Motility						
	30 min	12 h	24 h	48 h	60 h	72 h
Gr 1	87.24 ± 1.87^{aA}	71.42 ± 1.47^{aB}	63.72 ± 0.86^{aC}	52.76 ± 1.22^{aD}	43.36 ± 1.21^{aE}	40.23 ± 1.32^{aF}
Gr 2	87.24 ± 1.87^{aA}	77.87 ± 1.78^{bB}	71.68 ± 1.54^{bC}	63.26 ± 1.53^{bD}	54.63 ± 1.35^{bE}	47.65 ± 1.48^{bF}
Gr 3	87.24 ± 1.87^{aA}	84.67 ± 1.76^{cAB}	80.17 ± 1.54^{cBC}	76.74 ± 1.43^{cC}	70.78 ± 1.54^{cD}	60.25 ± 1.54^{cE}
Gr 4	87.24 ± 1.87^{aA}	72.74 ± 1.37^{aB}	64.75 ± 1.42^{aC}	54.55 ± 1.34^{aD}	45.63 ± 1.23^{aE}	41.67 ± 1.23^{aF}
Viability						
	30 min	12 h	24 h	48 h	60 h	72 h
Gr 1	88.65 ± 0.87^{aA}	74.65 ± 0.89^{aB}	63.44 ± 0.85^{aC}	53.34 ± 1.43^{aD}	47.89 ± 1.34^{aE}	42.45 ± 1.37^{aF}
Gr 2	88.65 ± 0.87^{aA}	82.15 ± 1.31^{bB}	74.87 ± 0.68^{bC}	63.87 ± 0.72^{cD}	57.45 ± 0.91^{bE}	49.67 ± 0.69^{cF}
Gr 3	88.65 ± 0.87^{aA}	87.76 ± 1.35^{cA}	82.56 ± 1.23^{cB}	79.45 ± 0.68^{dC}	73.75 ± 0.55^{cD}	62.44 ± 1.32^{dE}
Gr 4	88.65 ± 0.87^{aA}	77.63 ± 1.42^{aB}	66.86 ± 1.34^{aC}	59.56 ± 0.83^{bD}	49.42 ± 1.23^{aE}	44.85 ± 0.78^{bF}
Total Sperm Abnormality						
	30 min	12 h	24 h	48 h	60 h	72 h
Gr 1	6.34 ± 0.21^{aA}	9.92 ± 0.21^{bB}	13.38 ± 0.67^{bC}	13.87 ± 0.78^{dD}	15.94 ± 0.53^{cE}	18.13 ± 0.65^{cF}
Gr 2	6.34 ± 0.21^{aA}	9.08 ± 0.53^{abB}	10.16 ± 0.56^{aB}	12.82 ± 0.56^{bC}	14.13 ± 0.42^{bD}	14.97 ± 0.43^{bD}
Gr 3	6.34 ± 0.21^{aA}	8.16 ± 0.53^{aB}	9.27 ± 0.57^{aC}	10.13 ± 0.47^{aC}	10.61 ± 0.52^{aD}	11.73 ± 0.34^{aD}
Gr 4	6.34 ± 0.21^{aA}	10.27 ± 0.61^{bB}	11.78 ± 0.45^{bC}	14.67 ± 0.32^{cD}	15.78 ± 0.43^{cE}	17.14 ± 0.48^{bE}
Acrosomal Integrity						
	30 min	12 h	24 h	48 h	60 h	72 h
Gr 1	89.93 ± 1.43^{aA}	73.43 ± 1.32^{aB}	65.14 ± 1.23^{aC}	54.55 ± 0.67^{aD}	47.54 ± 1.10^{aE}	42.31 ± 1.23^{aF}
Gr 2	89.93 ± 1.43^{aA}	81.65 ± 0.67^{bB}	74.78 ± 0.83^{bC}	66.72 ± 0.78^{bD}	58.73 ± 1.32^{bE}	49.44 ± 0.72^{bF}
Gr 3	89.93 ± 1.43^{aA}	89.75 ± 0.76^{cA}	83.54 ± 1.27^{cB}	79.32 ± 0.88^{cC}	71.68 ± 1.03^{cD}	58.32 ± 0.67^{cE}
Gr 4	89.93 ± 1.43^{aA}	75.68 ± 0.85^{aB}	66.71 ± 1.22^{aC}	58.34 ± 1.32^{aD}	49.25 ± 1.21^{aE}	46.31 ± 0.56^{aF}
Plasma membrane Integrity						
	30 min	12 h	24 h	48 h	60 h	72 h
Gr 1	88.72 ± 1.86^{aA}	73.87 ± 1.21^{aB}	62.59 ± 1.26^{aC}	53.21 ± 0.72^{aD}	46.35 ± 0.23^{aE}	40.42 ± 0.61^{aF}
Gr 2	88.72 ± 1.86^{aA}	79.43 ± 1.23^{bB}	71.84 ± 1.32^{bC}	63.82 ± 1.26^{bD}	56.68 ± 0.92^{cE}	49.40 ± 0.72^{cF}
Gr 3	88.72 ± 1.86^{aA}	87.57 ± 0.67^{cA}	81.74 ± 1.14^{cB}	76.45 ± 0.82^{cC}	71.72 ± 0.65^{dD}	55.63 ± 0.66^{dE}
Gr 4	88.72 ± 1.86^{aA}	73.68 ± 0.78^{aB}	64.67 ± 1.3^{aC}	57.24 ± 1.72^{aD}	47.84 ± 1.24^{bE}	43.28 ± 0.57^{bF}
Nuclear Integrity						
	30 min	12 h	24 h	48 h	60 h	72 h
Gr 1	87.89 ± 0.72^{aA}	72.23 ± 1.45^{aB}	68.32 ± 1.75^{aC}	55.78 ± 0.33^{aD}	48.25 ± 1.32^{aE}	41.14 ± 1.22^{aF}
Gr 2	87.89 ± 0.72^{aA}	82.74 ± 0.64^{bB}	73.94 ± 0.67^{bC}	66.29 ± 0.92^{bD}	59.09 ± 1.63^{bE}	50.27 ± 0.82^{bF}
Gr 3	87.89 ± 0.72^{aA}	86.72 ± 0.67^{cA}	84.69 ± 0.36^{cB}	79.34 ± 0.12^{cC}	75.28 ± 1.21^{cD}	60.38 ± 0.76^{cE}
Gr 4	87.89 ± 0.72^{aA}	74.27 ± 1.20^{aB}	69.21 ± 0.71^{aC}	56.36 ± 0.63^{aD}	49.18 ± 1.19^{aE}	42.25 ± 0.55^{aF}

Means bearing different superscripts within rows (A, B, C, D, E and F) and columns (a, b, c and d) differ significantly ($P < 0.05$), n = 25. Gr 1: 0 mM, Gr 2: 25 mM, Gr 3: 50 mM and Gr 4: 100 mM.

Table 2. Comparison of biochemical attributes of liquid stored Teressa goat semen following preservation with taurine (0 mM, 25 mM, 50 mM and 100 mM) (Mean ± SE)

Total Cholesterol (μg/10^8 sperm)						
	30 min	12 h	24 h	48 h	60 h	72 h
Gr 1	27.76±0.67^{aA}	19.25±0.92^{aB}	15.58±0.93^{aC}	12.35±0.38^{aD}	9.29±0.76^{aE}	6.57±0.23^{aF}
Gr 2	27.76±0.67^{aA}	22.47±1.12^{bcB}	18.26±1.21^{bC}	13.29±0.89^{aD}	10.72±0.84^{aE}	7.76±0.52^{aF}
Gr 3	27.76±0.67^{aA}	25.23±1.22^{cB}	22.54±0.65^{cC}	18.82±1.27^{bD}	14.47±0.74^{bE}	11.27±0.59^{bF}
Gr 4	27.76±0.67^{aA}	22.32±0.49^{abB}	19.51±0.72^{bcB}	13.28±1.41^{aC}	9.85±1.22^{aD}	8.72±0.64^{aD}
Total antioxidant capacity (mM/L)						
	30 min	12 h	24 h	48 h	60 h	72 h
Gr 1	1.87±0.05^{aA}	1.38±0.05^{aB}	1.12±0.07^{aBC}	1.05±0.06^{aCD}	0.94±0.05^{aDE}	0.83±0.04^{aE}
Gr 2	1.87±0.05^{aA}	1.36±0.07^{aB}	1.27±0.05^{abBC}	1.15±0.07^{abCD}	1.15±0.06^{abDE}	0.94±0.05^{abE}
Gr 3	1.87±0.05^{aA}	1.74±0.06^{bB}	1.49±0.06^{bC}	1.27±0.05^{bCD}	1.16±0.07^{bDE}	1.05±0.06^{bE}
Gr 4	1.87±0.05^{aA}	1.32±0.07^{aB}	1.22±0.06^{abBC}	1.95±0.06^{aCD}	0.94±0.06^{aDE}	0.84±0.05^{aE}
Malondialdehyde (nM/10^8 sperm)						
	30 min	12 h	24 h	48 h	60 h	72 h
Gr 1	3.26±0.05^{aA}	3.68±0.04^{bB}	4.64±0.07^{cC}	4.82±0.08^{cD}	5.18±0.07^{cE}	5.77±0.12^{cF}
Gr 2	3.26±0.05^{aA}	3.74±0.04^{abB}	3.92±0.05^{bC}	4.27±0.04^{bD}	4.57±0.05^{bE}	5.28±0.06^{bF}
Gr 3	3.26±0.05^{aA}	3.34±0.05^{aB}	3.73±0.05^{aC}	3.56±0.05^{aD}	4.28±0.06^{aE}	4.47±0.05^{aE}
Gr 4	3.26±0.05^{aA}	3.28±0.05^{abB}	3.39±0.07^{bC}	4.47±0.07^{bD}	4.47±0.05^{bE}	4.93±0.07^{bF}
Aspartate amino transferase (U/L)						
	30 min	12 h	24 h	48 h	60 h	72 h
Gr 1	44.78±1.63^{aA}	68.36±0.87^{cB}	83.45±0.67^{dC}	92.56±0.87^{dD}	102.58±0.67^{dE}	112.85±1.32^{dF}
Gr 2	44.78±1.63^{aA}	63.53±1.23^{bB}	73.37±0.58^{bC}	80.36±0.48^{bD}	82.28±0.76^{bE}	90.77±0.85^{bF}
Gr 3	44.78±1.63^{aA}	56.46±0.47^{aB}	68.68±0.87^{aC}	71.48±0.73^{aD}	77.37±0.73^{aE}	80.49±0.67^{aF}
Gr 4	44.78±1.63^{aA}	67.41±1.32^{cB}	80.75±0.72^{cC}	83.69±0.68^{cD}	90.29±0.78^{cE}	97.59±0.86^{cF}
Alanine amino transferase (U/L)						
	30 min	12 h	24 h	48 h	60 h	72 h
Gr 1	16.48±0.43^{aA}	22.56±0.33^{dB}	25.77±0.43^{dC}	30.65±0.42^{dD}	37.21±0.32^{cE}	43.18±0.67^{dF}
Gr 2	16.48±0.43^{aA}	20.47±0.21^{bB}	22.38±0.23^{C}	25.27±0.38^{bD}	29.63±0.41^{bE}	32.35±0.54^{bF}
Gr 3	16.48±0.43^{aA}	16.98±0.32^{aB}	17.55±0.71^{aC}	18.19±0.51^{aD}	21.68±0.44^{aE}	26.20±0.44^{aE}
Gr 4	16.48±0.43^{aA}	21.77±0.42^{cB}	24.66±0.61^{cC}	27.38±0.43^{cD}	30.24±0.55^{bE}	32.38±0.65^{cF}
Lactate dehydrogenase (U/L)						
	30 min	12 h	24 h	48 h	60 h	72 h
Gr 1	224.65±4.76^{aA}	285.65±3.36^{cB}	316.65±3.36^{dC}	353.61±3.87^{cD}	393.39±3.65^{cE}	447.33±2.87^{dF}
Gr 2	224.65±4.76^{aA}	276.98±3.42^{bB}	292.75±3.65^{bC}	335.48±3.94^{bD}	373.36±3.42^{bE}	395.87±3.34^{bF}
Gr 3	224.65±4.76^{aA}	254.67±2.98^{aB}	279.62±2.82^{aC}	301.29±3.83^{aD}	326.48±4.21^{aE}	375.69±2.76^{aF}
Gr 4	224.65±4.76^{aA}	275.26±3.23^{bB}	306.38±3.65^{cC}	352.76±3.44^{cD}	393.35±3.33^{cE}	416.72±4.83^{cF}

Means bearing different superscripts within rows (A, B, C, D, E and F) and columns (a, b, c and d) differ significantly ($P < 0.05$), n = 25. Gr 1: 0 mM, Gr 2: 25 mM, Gr 3: 50 mM and Gr 4: 100 mM.

Capítulo 4 : Trealose na conservação do sémen de pequenos ruminantes

P. PERUMAL

ICAR-Central Island Agricultural Research Institute, Port Blair-744105, Ilhas Andaman e Nicobar, Índia

RESUMO

Avaliou-se o efeito da trealose no extensor de sémen sobre os parâmetros de qualidade do sémen de um macho da raça Teressa. Um total de 25 amostras de sémen de seis pombos foram seleccionadas para o estudo. Os espermatozóides foram incubados em 25 mM, 50 mM e 100 mM de trealose como Gr II, III e IV, respetivamente. As amostras de sémen armazenadas em meio líquido foram analisadas quanto à motilidade, viabilidade, anomalia total dos espermatozóides, membrana plasmática, integridade acrossomal e nuclear, enzimas intracelulares (aspartato aminotransferase; AST, alanina aminotransferase; ALT e lactato desidrogenase; LDH), efluxo de colesterol, capacidade antioxidante total seminal (TAC) e malondialdeído (MDA) em comparação com o grupo de controlo (Gr I) durante 96 horas. Os resultados revelaram que o sémen tratado com trealose (50 mM) teve uma motilidade significativamente ($P<0,05$) mais elevada, viabilidade, membrana plasmática, integridades acrossomal e nuclear e TAC e teve significativamente ($P<0,05$) menos anomalias espermáticas totais, AST, ALT, LDH, MDA e efluxo de colesterol em comparação com os outros grupos tratados com trealose e o grupo de controlo em diferentes horas de armazenamento líquido. Os parâmetros de qualidade do sêmen e antioxidantes mostraram uma tendência crescente e as anormalidades totais do esperma, MDA, vazamento de enzimas intracelulares e efluxo de colesterol mostraram uma tendência decrescente do Gr I ao Gr III e, em seguida, tendências opostas do Gr III ao Gr IV em diferentes horas de armazenamento líquido. Assim, a trealose 50 mM foi a dose adequada para a conservação do sémen líquido da cabra Teressa.

Palavras-chave: Trealose, sémen, cabra Teressa, Ilhas Andaman e Nicobar

Introdução

A cabra Teressa é uma raça de caprinos em perigo de extinção nas ilhas Andaman e Nicobar, na Índia; por conseguinte, é necessário prestar maior atenção à sua conservação *in situ/ex situ* (Jeyakumar *et al.* 2020). Devido ao efeito combinado de graves tensões térmicas, de marcha e nutricionais durante a estação seca do verão, a cabra Teressa apresenta um fraco desempenho reprodutivo e produtividade nas ilhas Andaman e Nicobar. O recenseamento dos efectivos pecuários (Governo da Índia) revelou que a população de cabras diminuiu de 2007 a 2019 (4,25 %) nas ilhas Andaman e Nicobar devido a várias razões, incluindo a consanguinidade intensiva, a falta de reprodutores adequados e a gestão da reprodução.

A inseminação artificial (IA) é uma ferramenta biotecnológica mais comum, simples e económica para uma ampla distribuição de germoplasma de elite de espécies animais, em comparação com outras técnicas de reprodução assistida, como a transferência de embriões, etc. A preservação do sémen é um passo importante na IA, que mantém o esperma por um período mais longo com boa fertilidade e fácil transporte de germoplasma de elite em todo o mundo (Wen *et al.* 2019). A IA pode ser feita com o uso de sémen líquido ou congelado; no entanto, o sémen líquido mostrou taxas de gravidez significativas em comparação com o sémen congelado (Maxwell e Salamon 1993). Além disso, foi referido que, à medida que a duração da conservação aumentava, a qualidade do sémen e a taxa de conceção diminuíam (O'Hara *et al.* 2010). A deterioração da qualidade do sémen e a redução da taxa de conceção em sémen conservado são causadas por vários factores e um desses factores é o stress oxidativo devido à geração de espécies reactivas de oxigénio (ROS) no momento da diluição, processamento e conservação do sémen. Os peróxidos lipídicos no plasma seminal foram responsáveis pela infertilidade em 30% a 40% dos homens (Agarwal *et al.* 2014). O armazenamento a frio ou líquido do esperma a uma temperatura refrigerada é utilizado para abrandar o metabolismo e manter o esperma viável durante um período de tempo mais longo. Os antioxidantes desempenham um papel essencial na eliminação de ROS que, por sua vez, desencadeia a peroxidação lipídica nas membranas plasmáticas dos espermatozóides (Baumber *et al.* 2000). Foi relatado que tanto os espermatozóides quanto o plasma seminal contêm sistemas de defesa antioxidante como cisteína, taurina, glutationa reduzida, catalase, glutationa peroxidase e superóxido dismutase (Agarwal e Prabakaran 2005). No entanto, o sistema antioxidante varia em diferentes espécies animais; portanto, os antioxidantes indígenas não foram suficientes para proteger os espermatozóides do stress oxidativo (Baumber *et al.* 2005). Durante o procedimento de diluição, processamento e preservação do sémen, o antioxidante total no sémen é utilizado e esgotado e, entretanto, as ROS são formadas espontaneamente pelos espermatozóides através do metabolismo aeróbico (Gangwar *et al.* 2018), resultando em desequilíbrio entre as actividades antioxidantes e pró-oxidantes, o que, por sua vez, causa peroxidação lipídica em ácidos gordos polinsaturados da membrana plasmática dos espermatozóides. As ROS induzem danos irreversíveis na morfologia e nas funções dos espermatozóides, o que, por sua vez, os torna subférteis ou inférteis. Estas ROS dificultam o sucesso da preservação do sémen e da tecnologia de IA. O método de preparação do extensor e a técnica de preservação do esperma foram obtidos a partir do esperma de touro e modificados para o de cabra (Amoah e Gelaye 1997). Além disso, a concentração de ácidos gordos polinsaturados na membrana plasmática ou no sémen é maior e o esperma não tem um componente citoplasmático significativo que contenha antioxidantes na cabra, em comparação com outras espécies; portanto, o espermatozoide de cabra sofre mais do que outras espécies (Sinha *et al.* 1996). Por conseguinte, é necessário otimizar ou melhorar o extensor de sémen para obter uma melhor qualidade do sémen com uma fertilidade mais elevada através da utilização de aditivos ou antioxidantes adicionais adequados nas espécies caprinas em conservação líquida. A suplementação de antioxidantes exógenos no extensor de sémen (Shoae e Zamiri 2008, Perumal *et al.* 2013) ou a alimentação de antioxidantes (Jayaganthan *et al.* 2013) ou a implantação de melatonina de libertação lenta (Perumal *et al.* 2018) ou óleo de linhaça (Perumal *et al.* 2019) foram tentadas para reduzir os efeitos deletérios do stress oxidativo durante a preservação do sémen. No entanto, nos últimos anos, os aditivos incluídos nos extensores, como glutationa (Perumal *et al.* 2013), taurina (Perumal *et al.* 2013), catalase (Perumal *et al.* 2013), trealose (Perumal *et al.* 2015), superóxido dismutase (Perumal 2014), melatonina (Perumal *et al.* 2015), cloridrato de cisteína (Perumal et al, 2014), etc., para melhorar a qualidade do sémen, bem como a fertilidade in *vivo* ou *in vitro* em espécies pecuárias.

Trealose, um dissacarídeo, actua como crioprotector não permeável que causa desidratação dos espermatozóides devido ao fluxo de água osmoticamente conduzido. Devido a esta leve desidratação, os espermatozóides têm menos água intracelular, o que resulta na redução da formação de cristais de gelo intracelular (Molinia *et al.* 1994). Isto é benéfico para o esperma porque a formação de cristais de gelo intracelular resulta em morte celular e consequentemente reduz a fertilidade do sémen preservado. Além disso, a suplementação de trealose em diluentes de sémen tem sido relatada para melhorar a viabilidade e motilidade de espermatozóides de carneiro refrigerados ou criopreservados (Bucak *et al.* 2007). A adição de aditivos, tais como trealose para búfalo (Reddy *et al.* 2010, Kumar e Atreja 2011), cabra (Aboagla e Terada 2003) e javali (Hu *et al.* 2009) tem sido mostrado para proteger o esperma contra os efeitos deletérios ou prejudiciais de ROS e melhorar a motilidade do esperma e integridade da membrana durante o armazenamento de esperma. A análise da literatura disponível revelou que não há informações sobre o efeito da trealose no extensor de sêmen sobre os parâmetros de qualidade do sêmen ou taxa de fertilidade em espécies caprinas das Ilhas Andaman e Nicobar. Por conseguinte, o presente estudo colocou a hipótese de que a inclusão de trealose poderia melhorar os parâmetros de qualidade do sémen *in-vitro* e os antioxidantes seminais e reduzir a fuga de enzimas intracelulares e o efluxo de colesterol no sémen de Teressa buck das Ilhas Andaman e Nicobar. Com isto, o objetivo do presente estudo foi avaliar os efeitos de diferentes concentrações de trealose no extensor de sémen sobre os parâmetros de qualidade do sémen in vitro, os antioxidantes seminais, a fuga de enzimas intracelulares e o efluxo de colesterol do sémen líquido conservado de pato Teressa das Ilhas Andaman e Nicobar.

MATERIAIS E MÉTODOS

Localização do estudo

O presente estudo foi realizado no âmbito do projeto de melhoramento de caprinos do ICAR-AICRP no ICAR-Central Island Agricultural Research Institute (ICAR-CIARI), em Port Blair, nas ilhas Andaman e Nicobar, na Índia, situadas entre 6°45 e 13°41 de latitude norte e 92°12 e 93°57 de longitude leste. Esta experiência foi realizada no pico da estação seca de verão, ou seja, em janeiro (precipitação: 125,80 mm, THI: 84,16, hora de luz: 8,54 h) e fevereiro (precipitação: 13 mm, THI: 83,73, hora de luz: 9,37 h) nas Ilhas Andaman e Nicobar, Índia.

Animais de laboratório

Foram seleccionados para esta experiência seis (n=6) indivíduos saudáveis com um índice de condição corporal de 2,5 a 3,5 (boa condição). Foram seleccionados para a experiência cabritos da raça Teressa com três a quatro anos de idade, pesando 34 a 36 kg. As cabras Teressa eram mantidas num sistema semi-intensivo que lhes permitia o acesso ao pasto natural das 7:30 às 12:00 horas e as mantinha no galpão o resto do dia. Os animais foram mantidos sob práticas de maneio uniformes, de acordo com o programa da exploração. De acordo com o programa da exploração, foram efectuados os procedimentos gerais de desparasitação, vacinação, prevenção de doenças, corte dos pêlos do pénis e aparo dos pés.

Conceção experimental

O extensor de sêmen Tris-glicose-citrato-gema de ovo (TGCE) usado neste estudo continha Tris: 3,604 g, glicose: 1 g, ácido cítrico: 1,65 g, gema de ovo fresca: 10 mL, estreptomicina: 100 mg e penicilina: 1,00,000 UI e diferentes concentrações de trealose (0 mM, 25 mM, 50 mM e 100 mM, no Grupo II ou III ou IV, respetivamente) para 100 mL de água deionizada. O extensor para o controlo (Grupo I) não continha cloridrato de cisteína. O pH final do extensor de sémen foi ajustado para 6,8-7,0 nos três grupos experimentais. As amostras de sémen foram diluídas para manter a concentração de espermatozóides de 100120 milhões/palha. Todas as amostras de sémen diluídas foram conservadas a uma temperatura refrigerada (5°C) durante cinco dias e as amostras de sémen foram avaliadas quanto a vários parâmetros de qualidade do sémen e perfis antioxidantes após 30 min, 12 h, 24 h, 48 h, 72 h e 96 h.

Recolha de sémen

Os ejaculados de sémen foram recolhidos de cada macho duas vezes por semana, entre as 6.00 e as 7.30 da manhã, utilizando o método padronizado da vagina artificial. Cada macho teve dois ejaculados recolhidos, com um intervalo de uma hora entre eles. Estes ejaculados foram colocados num banho de água (37 °C) imediatamente após a colheita do sémen e testados quanto às características de rotina da qualidade do sémen, tais como volume, cor, pH, concentração de espermatozóides e atividade de massa. Os ejaculados com uma ampla gama de pH, padrões de cor estranhos ou uma pequena quantidade foram rejeitados, enquanto os restantes ejaculados foram inspeccionados e processados para investigação posterior. Os ejaculados foram testados para parâmetros seminais de rotina e aceites para avaliação depois de cumprirem as normas do Protocolo Mínimo Padrão (MSP), tais como concentração: $>2{,}5 \times 10^9$ espermatozóides/mL; atividade de massa: >3+, motilidade individual: >70%, e anormalidade geral não superior a 10%. Seguindo a metodologia de seleção acima descrita, foram escolhidos 50 de 72 ejaculados (6 patos x 12 ejaculados). Na sequência das avaliações preliminares, dois ejaculados sucessivos do mesmo macho (doravante designados por "amostra", n = 25) foram agrupados e tratados com uma diluição inicial dupla com um extensor Tris-glicose-citrato-gema de ovo específico para caprinos, previamente aquecido (37 °C). Assim, 50 ejaculados escolhidos foram reunidos a partir de 72 colheitas originais para fornecer 25 amostras para a experiência. As amostras parcialmente diluídas foram transportadas para o laboratório num frasco isolado cheio de água quente (37 °C) para processamento posterior. As amostras de esperma diluídas foram retidas em tubos de vidro e arrefecidas de 37 para 5°C a uma taxa de 0,2-0,3°C/min, e depois mantidas a 5°C durante toda a experiência. As características da qualidade do esperma foram testadas após 30 min, 12 h, 24 h, 48 h, 72 h e 96 h.

Avaliação do sémen

Parâmetros seminais, como motilidade espermática (Salisbury *et al.* 1978), viabilidade e anormalidades morfológicas totais dos espermatozoides pela coloração de Eosina-Nigrosina (Agarwal *et al.* 2016), integridade acrossomal pela coloração de Giemsa (Watson 1975) e integridade da membrana plasmática pelo teste de dilatação hipo-osmótica (Jeyendran *et al.* 1984) e integridade nuclear pela técnica de coloração de Feulgen (Barth e Oko 1989) foram determinados com procedimentos padrão.

Ensaios bioquímicos

Uma alíquota de sémen de cada amostra foi centrifugada a 3000 × g durante 15 minutos a 4°C; os pellets de esperma foram separados e lavados por ressuspensão em tampão fosfato salino (PBS) e centrifugados (três vezes). Uma gota de plasma seminal foi examinada sob um microscópio de alta potência para determinar se estava livre de espermatozóides. Os espermatozóides foram adicionados a 1 mL de água desionizada após a centrifugação final, congelados e mantidos a -80°C para análise posterior. A concentração de espermatozóides foi avaliada no momento da estimativa e depois rediluída para incluir 150 milhões de células por mL. O MDA e o colesterol total foram medidos nos espermatozóides, enquanto AST, ALT, LDH e TAC foram avaliados no plasma seminal.

O nível de peroxidação lipídica dos espermatozóides foi medido pela determinação da produção de malondialdeído (MDA) usando ácido tiobarbitúrico (TBA) de acordo com o método de Suleiman *et al.* (1996). Os antioxidantes no plasma seminal (mM/L) foram estimados pelo kit de ensaio colorimétrico TAC (709001; Cayman Chemical Co., EUA) de acordo com as directrizes do fabricante. O conteúdo de colesterol nos espermatozóides foi estimado com o uso do kit de ensaio de colesterol (Span Diagnostics Ltd., Índia), e os resultados foram expressos como µg de colesterol/10^8 espermatozóides. As actividades de enzimas intracelulares, como AST, ALT e LDH, foram estimadas no plasma seminal com um kit de ensaio (Span Diagnostics Ltd., Índia).

Análise estatística

A análise estatística foi feita usando o procedimento PROC GLM do software Statistical Analysis Software (SAS, versão 9.3.1; SAS Institute, Inc., Cary, NC, 2011). A análise de variância (ANOVA) foi aplicada para determinar os efeitos da trealose nos parâmetros de qualidade do sêmen e nos perfis bioquímicos do sêmen líquido preservado e, para comparação múltipla, foi aplicado o teste de intervalo múltiplo de Duncan. Os dados sobre os parâmetros de qualidade do sémen e os perfis bioquímicos foram analisados através do procedimento de modelos lineares gerais (séries temporais com medidas repetidas). Os valores médios foram expressos como média ± SEM. As diferenças foram consideradas significativas se $P<0{,}05$.

RESULTADOS

O presente estudo revelou que o sêmen de cabra Teressa era principalmente de cor branca cremosa com um volume médio de 0,92

± 0,23 mL, atividade de massa de 3,75 ± 0,05, pH de 6,88 ± 0,04, concentração de 3,74 ± 0,07 × 10^9 espermatozóides por mL, motilidade de 86,16 ± 1,62%, viabilidade de 87,32 ± 0,93%, anormalidade espermática total de 6.26±0,16%, integridade acrossomal de 88,79±1,10%, integridade da membrana plasmática de 87,60±1,36%, integridade nuclear de 86,22±0,67%, TAC de 1,34±0,06 mM/L, MDA de 2.19±0,03 nM/10^8 espermatozoides, colesterol total de 26,99±0,88 μg/10^8 espermatozoides, AST de43,26±1,35 U/L, ALT de15,34±0,34 U/L e LDH de 215,94±3,10 U/L. Os resultados revelaram que o sêmen tratado com trealose 50 mM teve significativamente ($p < 0,05$) maior motilidade, viabilidade, membrana plasmática, integridade acrossomal e nuclear e TAC e teve significativamente ($p < 0,05$) menores anormalidades espermáticas totais, vazamento de AST, ALT e LDH, MDA e efluxo de colesterol em comparação com os grupos de controle, 25 mM e 100 mM tratados com trealose em diferentes horas de armazenamento líquido (Tabela 1 e Tabela 2). Além disso, esses parâmetros de qualidade do sêmen e antioxidantes mostraram uma tendência crescente e a anormalidade total do esperma, MDA, vazamento de enzimas intracelulares e efluxo de colesterol mostraram uma tendência decrescente do Gr I ao Gr III e, em seguida, tendências opostas do Gr III ao Gr IV em diferentes horas de armazenamento líquido. Assim, a trealose 50 mM foi a dose óptima ou adequada para a conservação líquida do sémen de Teressa buck. Além disso, a trealose 25 mM e 100 mM foi inferior ao tratamento com 50 mM para essas características do sêmen, e houve uma diferença significativa ($P<0,05$) entre 25 mM ou 100 mM e 50 mM para essas respostas. A partir dos dados deste experimento, ficou óbvio que a adição de trealose, especialmente a 50 mM, ao diluente de sêmen resultou em uma melhoria significativa na qualidade do sêmen, na atividade antioxidante e na redução do efluxo de colesterol, do vazamento de enzimas intracelulares e da produção de MDA no sêmen caprino armazenado *in vitro* a 5°C por 30 min, 12 h, 24 h, 48 h, 72 h e 96 h.

Imediatamente após a diluição (30 min), os grupos de tratamento e de controlo apresentavam motilidade espermática total, viabilidade, integridade acrossomal, integridade da membrana plasmática, integridade nuclear, anormalidade espermática total, TAC, MDA, AST, ALT e LDH semelhantes, ao passo que, nos intervalos de tempo subsequentes, estes parâmetros de qualidade do sémen e a TAC eram mais elevados e a anormalidade espermática, MDA, AST, ALT e LDH eram significativamente mais baixas ($P < 0,05$) nos grupos tratados com trealose, em comparação com o grupo de controlo. No entanto, foram observados parâmetros de qualidade do sémen e TAC significativamente mais elevados (P < 0,05) e menor anormalidade espermática, MDA, AST, ALT e LDH no grupo III contendo 50 mM de trealose. Assim, os espermatozóides de pato tratados com 50 mM de trealose tiveram maior qualidade seminal e TAC por mais tempo. Portanto, pode-se concluir que a trealose ajudou a manter a qualidade do esperma por mais tempo.

DISCUSSÃO

A inclusão de trealose no diluidor de sémen melhorou os parâmetros de qualidade do sémen e os perfis antioxidantes, diminuiu a fuga de enzimas intracelulares, evitou o efluxo de colesterol, reduziu a formação de MDA, as anomalias nucleares e as anomalias morfológicas totais dos espermatozóides de cabra. Assim, a trealose melhorou e protegeu a integridade estrutural e o desempenho funcional dos espermatozóides a um nível mais elevado. Embora vários autores tenham relatado que a trealose tem efeitos benéficos significativos nos parâmetros de qualidade do sêmen e nos perfis de estresse antioxidante e oxidativo e perfis bioquímicos em diferentes espécies, como búfalo

(Reddy *et al.* 2010, Kumar e Atreja 2011), cabra (Aboagla e Terada 2003) e javali (Hu *et al.* 2009), estudos semelhantes em cabras Teressa não foram realizados. Esta é a primeira informação sobre o efeito da trealose no esperma líquido preservado da cabra Teressa. Os efeitos benéficos da trealose na preservação do sémen devem-se ao facto de ser um estabilizador de membrana muito potente (Chhillar *et al.* 2012).

A membrana dos espermatozóides de mamíferos contém um nível mais elevado de ácidos gordos poli-insaturados, pelo que os espermatozóides são susceptíveis à peroxidação lipídica, que ocorre como resultado da oxidação-redução dos lípidos da membrana por moléculas de oxigénio parcialmente reduzidas, como o superóxido, o peróxido de hidrogénio e os radicais hidroxilo (Asadpour *et al.* 2012). Os peróxidos lipídicos prejudicam a função espermática através da alteração da motilidade dos espermatozóides, da integridade da membrana e dos danos no ADN dos espermatozóides através do stress oxidativo, bem como da produção de aldeídos citotóxicos (Griveau *et al.* 1995). Além disso, o sistema de defesa antioxidante do plasma seminal e espermatozóides é comprometido durante o processamento e preservação do sémen (Alvarez e Storey 1992). A adição de antioxidantes exógenos ao extensor de sémen melhorou a qualidade do esperma porque os antioxidantes exógenos modulam o sistema antioxidante do sémen (Asadpour *et al.* 2012). Os antioxidantes podem ajudar a prevenir o processo oxidativo (Sikka 2004), uma vez que os aminoácidos são moléculas carregadas (Anchordoguy *et al.* 1988) que interagem electrostaticamente com os grupos fosfato dos fosfolípidos da membrana plasmática do esperma, gerando um revestimento na superfície do esperma que o protege de choques de temperatura.

A trealose, um dissacarídeo, actua como crioprotector não permeável que causa desidratação dos espermatozóides devido ao fluxo osmótico de água. Devido a esta leve desidratação, os espermatozóides têm menos água intracelular, o que resulta na redução da formação de cristais de gelo intracelulares. Isto é benéfico para os espermatozóides porque a formação de cristais de gelo intracelulares resulta em morte celular e consequentemente reduz a fertilidade do sémen preservado. Esta poderia ser uma das razões para a melhoria da motilidade, viabilidade, integridade acrossomal e de membrana dos espermatozóides, diluídos na presença de trealose no extensor de sémen em diferentes horas de incubação.

Além disso, mantém a membrana plasmática, a integridade da

membrana mitocondrial e a estrutura do citoesqueleto dos flagelos dos espermatozóides como efeitos protetores das células. A trealose também protege o antioxidante no extensor de sémen, o que ajuda a manter o transporte da membrana e a fertilidade dos espermatozóides. O axossoma e as fibras densas associadas das peças do meio no esperma são cobertas por mitocôndrias que geram energia a partir de reservas intracelulares de ATP. Estas são responsáveis pela motilidade do esperma (Garner e Hafez 1993). Com base em nossos resultados, podemos levantar a hipótese de que a trealose aditiva exibiu efeitos protetores sobre a integridade funcional do axossoma e das mitocôndrias, melhorando a motilidade espermática no armazenamento líquido do sêmen caprino.

Devido ao facto de a membrana dos espermatozóides dos mamíferos ter um elevado teor de ácidos gordos poli-insaturados, torna os espermatozóides muito susceptíveis à LPO, que ocorre como resultado da oxidação dos lípidos da membrana por moléculas de oxigénio parcialmente reduzidas, como o superóxido, o peróxido de hidrogénio e os radicais hidroxilo. A peroxidação lipídica da membrana espermática leva, em última análise, ao comprometimento da função espermática devido aos ataques de ROS, alteração da motilidade espermática e da integridade da membrana e danos ao DNA espermático e à fertilidade através do stress oxidativo e da produção de aldeídos citotóxicos (Griveau *et al.* 1995). O mecanismo de defesa antioxidante endógeno neutraliza o efeito nocivo destas ROS (Jayaganthan *et al.* 2013). No entanto, quando o mecanismo antioxidante se esgota, o excesso de ROS contribui para o stress oxidativo nos espermatozóides e causa peroxidação lipídica (McCarthy *et al.* 2010, Perumal *et al.* 2011b). Em nosso estudo, a taxa de peroxidação lipídica também foi significativamente maior ($P < 0,05$) no grupo não tratado do que no grupo tratado. Após a suplementação de trealose ao extensor, a taxa de peroxidação lipídica diminuiu significativamente ($P < 0,05$). Nossos resultados estão de acordo com Hu *et al.* (2010), que mostraram que a suplementação de 50 mM de trealose no extensor à base de gema de ovo melhora a qualidade do esperma e os parâmetros de estresse oxidativo no armazenamento líquido do sêmen de cabra Teressa. Além disso, o sistema estabilizador de membrana como açúcares dissacarídeos do plasma seminal e espermatozóides é comprometido durante o processamento do sémen (Alvarez e Storey 1992). Por conseguinte, a inclusão de açúcares como a trealose de forma exógena pode modular a estrutura da membrana e ajudar a preservar eficazmente o sémen de cabra.

Os níveis enzimáticos do plasma seminal são muito importantes para o metabolismo do esperma, bem como para a função do esperma (Brooks 1990). Por isso, as estimativas destas enzimas têm sido recomendadas como marcadores da qualidade do sémen, uma vez que indicam danos nos espermatozóides (Pesch *et al.* 2006). AST, ALT e LDH são essenciais para processos metabólicos que fornecem energia para a sobrevivência, motilidade e fertilidade dos espermatozóides e estas actividades de transaminase no sémen são bons indicadores da qualidade do sémen porque medem a estabilidade da membrana do esperma (Corteel 1980). Assim, o aumento da percentagem de espermatozóides anormais no ejaculado causa alta concentração de enzimas transaminase no fluido extracelular devido a danos na membrana do esperma e facilidade de fuga de enzimas dos espermatozóides (Gundogan 2006). Além disso, o aumento das actividades de AST, ALT e LDH do plasma seminal e do sémen durante o armazenamento pode ser devido à instabilidade estrutural do esperma (Buckland 1971). No presente estudo, os níveis de AST, ALT e LDH foram reduzidos em comparação com o controlo, o que indica que a trealose manteve a integridade da membrana do acrossoma, plasma, mitocôndrias e flagelos do esperma.

Os resultados do presente estudo mostraram que a adição de 50 mM de trealose melhorou a qualidade de conservação do sémen de cabra Teressa preservado a 5°C. O efeito favorável da trealose nos parâmetros espermáticos em concentração reduzida e o efeito deletério em concentração maior foi observado como na preservação do sêmen de javali (Hu *et al.* 2009). Espera-se que a integridade funcional da membrana acrossomal do esperma e da membrana plasmática associada à motilidade do esperma tenha sido destruída por grandes doses de trealose. No presente estudo, os maiores efeitos protetores da trealose foram na concentração de 50 mM, e uma extensão muito reduzida em 25 mM e 100 mM. A última concentração resultou em aumento da osmolaridade do extensor, o que por si só foi deletério para as células espermáticas (Hu *et al.* 2009). Quando a concentração de trealose foi de 100 mM, as porcentagens de espermatozóides móveis lineares, membrana acrossomal intacta e espermatozóides de membrana plasmática intacta do sêmen caprino armazenado a frio diminuíram. Como demonstrado em estudos anteriores, os aditivos antioxidantes exibiram atividade crioprotectora em certas variáveis espermáticas em doses moderadas, mas o aumento das doses de aditivos antioxidantes resultaria numa propriedade hipertónica do extensor e prejudicaria a função espermática viz. motilidade espermática, integridade da membrana e fertilidade (Bucak *et al.* 2007). O mecanismo exato pelo qual a trealose preserva a membrana do esperma não é conhecido, mas é teorizado que estes açúcares provavelmente desempenham um papel fundamental na prevenção de alterações deletérias para a membrana durante estados de água reduzida (Aboagla e Terada, 2003). Além disso, Liu *et al.* (1998) e Aboagla e Terada (2003) levantaram a hipótese de que a trealose penetra na membrana plasmática dos espermatozóides e forma ligações de hidrogénio com os grupos de cabeça polar dos fosfolípidos. Assim, eles também criam uma pressão osmótica, induzindo a desidratação celular, aumento da fluidez da membrana e uma menor incidência de formação de gelo intracelular (Molinia *et al.* 1994, Aisen *et al.* 2002). No entanto, a capacidade crioprotectora dos açúcares no esperma pode depender do seu peso molecular (Molinia *et al.* 1994) e do tipo de tampão utilizado (Abdelhakeam *et al.* 1991). Foi relatado que a qualidade do sémen refrigerado diminuiu com o tempo e permaneceu adequado para uso até 72 horas, conforme avaliado pela motilidade e morfologia (Urata *et al.* 2001). A melhoria da qualidade do sémen devido à adição de trealose exógena registada no presente estudo foi previamente relatada no sémen de touro sob a forma de motilidade e membrana acrossomal intacta (Chhillar *et al.* 2012). Além disso, a adição de trealose exógena melhorou significativamente as porcentagens de viabilidade espermática e membrana plasmática intacta (caudas inchadas), especialmente a um nível de 50 mM de trealose. As percentagens mais elevadas de membranas plasmáticas e acrossomais intactas que foram encontradas na presente experiência devido a 50 mM de trealose podem ser a razão para uma melhor motilidade nestas amostras (Chhillar *et al.* 2012).

Um relatório recente sugeriu que a qualidade do sémen é deteriorada (Aitken *et al.* 2010), pelo que os danos no ADN são induzidos no gâmeta masculino por stress oxidativo e os espermatozóides são particularmente vulneráveis a este stress oxidativo, uma vez que geram peróxido lipídico e são também alvos ricos para o ataque de radicais oxidativos. Os autores também chamam a atenção para o facto de que os espermatozóides são transcritivamente inactivos e têm uma pequena quantidade de citoplasma e são deficientes em nível de antioxidantes e sistemas de reparação de ADN (Aitken e Fisher 1994). O stress oxidativo é um agente causador da infertilidade masculina e induz a fragmentação do ADN nos espermatozóides (Aitken e Fisher 1994).

Além disso, existem algumas investigações que foram realizadas sobre os efeitos da adição de diferentes antioxidantes em extensores enquanto líquido ou procedimento de criopreservação em espermatozóides de mamíferos (Kankofer *et al.* 2005). Os peróxidos lipídicos são gerados no sémen por espermatozóides danificados e anormais e também por leucócitos seminais contaminados. As ROS danificam as células do esperma alterando os lípidos, as proteínas e as moléculas de ADN. Os espermatozóides são facilmente susceptíveis ao efeito peroxidativo dos lípidos, que é causado por um nível mais elevado de espécies reactivas de oxigénio, devido à maior concentração de ácidos gordos polinsaturados nos fosfolípidos da membrana plasmática e pouco no citoplasma. No nosso estudo, a inclusão de trealose diminuiu a fragmentação do ADN principalmente na dose de 50 mM na preservação do líquido do sémen de cabra. Além disso, a trealose também protege a membrana plasmática, bem como a integridade da membrana mitocondrial e também a estrutura do citoesqueleto dos flagelos do espermatozoide como efeitos de proteção celular. A trealose também protegeu os antioxidantes no extensor de sémen, que por sua vez ajuda a manter a função do transporte da membrana (Alvarez e Storey 1992) e também a fertilidade dos espermatozóides.

Também evita o efluxo de colesterol da membrana do esperma e a produção de MDA em diluentes, o que indica que previne a capacitação prematura e a reação acrossomal, actuando como estabilizador da membrana. Juntamente com os fosfolípidos, o colesterol é necessário para a integridade física da célula e assegura a fluidez da membrana celular. O colesterol desempenha um papel especial na membrana do esperma porque a sua libertação da membrana do esperma inicia o passo chave no processo de capacitação e reação acrossómica que é crucial para a fertilização (Witte e Schafer-Somi 2007, Srivastava *et al.* 2013). Além disso, a adição de colesterol aos diluentes antes da descongelação aumenta a resistência dos espermatozóides ao stress causado pelos procedimentos de congelação-descongelação, preservando a motilidade dos espermatozóides e o potencial de fertilização (Moore *et al.* 2005). No presente estudo, o efluxo de colesterol e a produção de MDA foram diminuídos no grupo tratado em comparação com o grupo de controlo não tratado. Assim, as amostras de sémen tratadas com trealose terão um elevado poder de crio-resistência do que o grupo de controlo não tratado. No presente estudo, observou-se que os parâmetros do esperma que recebeu 50 mM de trealose foram significativamente mais elevados do que os do outro tratamento e do grupo de controlo. Neste estudo, as melhorias observadas na qualidade do esperma podem ser atribuídas à prevenção da geração excessiva de cristais de gelo e à formação de uma camada protetora sobre a membrana do esperma por meio da propriedade estabilizadora de membrana da trealose.

No presente estudo, a concentração de antioxidantes foi maior e a produção de MDA foi significativamente menor no sémen tratado com trealose. Geralmente, tanto os espermatozóides quanto o plasma seminal contêm antioxidantes como cisteína, taurina, glutationa reduzida, catalase, glutationa peroxidase e superóxido dismutase (Agarwal e Prabakaran 2005). Uma concentração mais elevada de material poliinsaturado facilmente peroxidável expõe os espermatozóides a um stress oxidativo excessivo e a atividade da superóxido dismutase das amostras de esperma é um bom indicador do seu tempo de sobrevivência. A trealose a uma dose de 50 mM melhorou significativamente os perfis de qualidade do esperma durante a preservação líquida e exibiu os caracteres antioxidantes, elevando a concentração de antioxidantes.

A qualidade do sémen é afetada pela trealose de uma forma dependente da dose (Zhu *et al.* 2022). Um excesso de aditivo ou antioxidante no extensor de sémen causou fluidez da membrana plasmática acima do nível desejado, de acordo com o relatório de Shoae e Zamiri (2008), o que tornou o esperma mais vulnerável à destruição acrosomal e danos na membrana plasmática. Além disso, a quantidade de antioxidante fornecida ao extensor precisa ser avaliada, uma vez que altas doses de antioxidante podem prejudicar os espermatozóides devido a mudanças no estado fisiológico do extensor. Maior viscosidade do diluente, maior quantidade de detritos no diluente, menor pressão osmótica do diluente, diminuição da integridade funcional do acrossoma e da membrana plasmática, maior suplementação de antioxidantes que não inibe a produção de ROS e concomitantemente aumenta os danos aos espermatozóides, e um excesso de antioxidantes que perturba o equilíbrio entre radicais livres e antioxidantes são algumas alterações potenciais no estado fisiológico do extensor (Rahal *et al.* 2014, Lv *et al.* 2019). Assim, uma concentração de aditivos, antioxidantes ou extractos de ervas superior à ideal ou limiar altera o estado fisiológico do extensor e causa a destruição dos espermatozóides, efeitos negativos nos parâmetros seminais e infertilidade. Na cabra, a taxa de sobrevivência dos espermatozóides aumenta à medida que a quantidade de antioxidante dada ao extensor aumenta do controlo para o ótimo e depois diminui à medida que o nível de antioxidante aumenta. No entanto, uma dosagem de antioxidante maior do que o necessário provou ser prejudicial para os espermatozóides (Perumal *et al.* 2015). No presente estudo, os espermatozóides tratados com trealose (25, 50 e 100 mM) mostraram um efeito favorável substancial em comparação com os do grupo de controlo não tratado. No entanto, 50 mM de trealose no extensor de sêmen mostrou um efeito benéfico significativamente maior em comparação com 25 e 100 mM; isso implica que os 100 mM foram superdosados e tóxicos para os espermatozóides e 25 mM foi uma dose insuficiente em comparação com 50 mM. Assim, 50 mM foi a dose óptima ou adequada para a preservação líquida do sémen de cabra Teressa. A maior qualidade do sémen no javali, cabra e touro devido à inclusão de trealose foi previamente documentada na forma de motilidade e membrana acrossomal intacta (búfalo: Reddy *et al.* 2010, Kumar e Atreja 2011, bode: Aboagla e Terada 2003 e javali: Hu *et al.* 2009). A maior porcentagem de membrana plasmática intacta e membrana acrossomal de esperma obtida no presente estudo em sêmen tratado com trealose 50 mM; portanto, esta amostra de sêmen tratado com trealose teve maior motilidade. É um desafio comparar os resultados do presente estudo com os de estudos anteriores devido a diferenças nos protocolos de preservação, formulações de extensores entre laboratórios, o tempo de adição/exposição do esperma com trealose, a concentração de trealose, entre espécies, diferentes métodos de ensaio, espécies experimentais e variação individual do animal.

A descoberta mais interessante do presente estudo é que a trealose melhorou a qualidade do sémen da estação seca de verão ao nível dos espermatozóides frescos recolhidos durante a estação das chuvas. Este tipo de espermatozóides pode ser utilizado em diferentes tecnologias de reprodução assistida após a suplementação de antioxidantes durante este período seco de verão. Com base em estudos anteriores, foi observada uma maior qualidade espermática nas amostras de sémen de controlo, tanto de sémen fresco como de sémen líquido armazenado, colhido durante a estação das chuvas, o que provavelmente foi responsável por mascarar quaisquer efeitos significativos da suplementação de antioxidantes nestes tipos de espermatozóides durante a estação das chuvas. De facto, os espermatozóides expressam os seus melhores desempenhos durante a estação das chuvas e normalmente não necessitam de quaisquer melhorias adicionais relativamente aos seus parâmetros de qualidade. Em contraste, os parâmetros de qualidade durante a estação seca de verão foram muito baixos, com efeitos claros dos antioxidantes nas suas melhorias.

O estudo atual concluiu que a adição de 50 mM de trealose ao extensor de sêmen reduziu o estresse físico e oxidativo, aumentou os níveis de antioxidantes, melhorou os parâmetros de qualidade do sêmen e diminuiu o vazamento de enzimas e a formação de radicais livres no sêmen do bode Teressa. Apesar dos resultados positivos, presume-se que as células espermáticas tratadas com trealose mostrarão um melhor nível de potencial de fertilização em estudos de fertilidade in-vitro ou in-vivo com uma maior taxa de gravidez no campo.

REFERÊNCIAS

Abdelhakeam, A.A., Graham, E.F., Vazquez, I.A. e Chaloner, K.M. (1991). Estudos sobre a ausência de glicerol no sémen de carneiro não congelado e congelado: Desenvolvimento de um extensor para congelação - efeito da pressão osmótica, níveis de gema de ovo, tipo de açúcares e método de diluição. *Cryobiology*. 28: 43-49.

Aboagla, E.M. e Terada, T. (2003). Fluidez da membrana do espermatozoide de cabra aumentada pela trealose e sua proteção durante a congelação. *Biol. Reprod.* 69 (4): 1245-1250.

Agarwal A, Gupta S e Sharma R. 2016. Procedimento de coloração com Eosina-Nigrosina. In: Agarwal A, Gupta S, Sharma R. (Eds.), Andrological evaluation of male infertility. Springer. https://doi.org/10.1007/978-3- 319-26797-5 8

Agarwal A, Prabakaran S A. 2005. Mechanism, measurement, and prevention of oxidative stress in male reproductive physiology (Mecanismo, medição e prevenção do stress oxidativo na fisiologia da reprodução masculina). *Indian Journal OfExperimental Biology* 43(11): 963-74.

Agarwal A, Virk G, Ong C e Plessis S. 2014. Efeito do stress oxidativo na reprodução masculina. *Revista Mundial de Saúde Masculina* 32: 1.

Aisen, E.G., Medina, V.H. e Venturino, A. (2002). Criopreservação e fertilidade pós-descongelamento do sémen de carneiro congelado em diferentes concentrações de trealose. *Theriogenology*. 57: 1801-1808.

Aitken J e Fisher H. 1994. Reactive oxygen species generation and human spermatozoa: the balance of benefit and risk. *Bioassays* 16(4): 259-267.

Aitken R J, De Luliis G N, Finnie J M, Hedges A e McLachlan R. 2010. Análise das relações entre stress oxidativo, danos no ADN e vitalidade dos espermatozóides numa população de pacientes: desenvolvimento de critérios de diagnóstico. *Reprodução Humana* 25(10): 2415-2426.

Alvarez J G e Storey B T. 1992. Evidência de aumento do dano peroxidativo lipídico e perda da atividade da superóxido dismutase como modelo de dano crio sub-letal ao esperma humano durante a criopreservação. *Journal of Andrology* 13(3): 232-41.

Amoah E A e Gelaye S. 1997. Avanços biotecnológicos na reprodução de cabras. *Jornal de Ciência Animal* 75: 578-85.

Anchordoguy T, Carpenter J, Looms S e Crowe J. 1988. Mechanisms of interaction of amino acids with phospholipids bilayers during freezing (Mecanismos de interação de aminoácidos com bicamadas de fosfolípidos durante a congelação). *Biochemical and Biophysical Ata* 946: 505-12.

Asadpour R, Jafari R e Tayefi-Nasrabadi H. 2012. O efeito da suplementação antioxidante em extensores de sémen na qualidade do sémen e na peroxidação lipídica de espermatozóides de touro refrigerados. *Jornal iraniano de investigação veterinária* 13(3): 246 - 9.

Barth A D e Oko R J. 1989. Preparação do sémen para exame morfológico. In: Morfologia anormal de espermatozóides bovinos. Ames, IA: Iowa State University Press; pp. 8-18.

Baumber J, Ball B A e Linfor J J. 2005. Avaliação da criopreservação de espermatozóides de equídeos na presença de enzimas e antioxidantes. *Jornal Americano de Investigação Veterinária* 66(5): 772-9.

Baumber J, Ball B A, Gravance C G, Medina V e Davies-Morel M C G. 2000. The effect of reactive oxygen species on equine sperm motility, viability, acrosomal integrity, mitochondrial membrane potential and membrane lipid peroxidation. *Journal of Andrology* 21: 895-902.

Brooks D E. 1990. Biochemistry of the male accessory glands (Bioquímica das glândulas acessórias masculinas). In: Fisiologia da reprodução de Marshall. Ed: G. E. Lamming, 4ª ed., Edimburgo, Churchill Livingstone, pp. 569-690.

Bucak, M.N., Atessahin, A., Varis, L.O., Yuce, A., Tekin, N. e Akçay, A. (2007). The influence of trehalose, taurine, cysteamine and hyaluronan on ram semen: microscopic and oxidative stress parameters after the freeze-thawing process. *Theriogenology*. 67: 1060-1067.

Buckland R B. 1971. A atividade de seis enzimas do plasma seminal e do esperma de galinha. 1. Efeito do armazenamento in vitro e de famílias de irmãos completos na atividade enzimática e na fertilidade. *Poultry Science* 50(6): 1724-1734.

Chhillar, S., Singh, V. K., Kumar, R. e Atreja, S. K. (2012). Efeitos da suplementação com taurina ou trealose na competência funcional do sémen criopreservado de Karan Fries. *Animal Reproduction Science* 135: 17.

Corteel J M. 1980. Effects du plasma séminal sur la survie et la fertilité des spermatozoids conservés in vitro. *Reproduction Nutrition Development* 20(4): 1111-1123.

Gangwar C, Saxena A, Patel A, Singh S P, Yadav S, Kumar R e Singh V. 2018. Efeito da suplementação de glutationa reduzida na criopreservação induzida por crioinjúrias de esperma no sémen de touro Murrah. *Animal Reproduction Science* 192: 171-8.

Garner DL, Hafez ESE. Espermatozóides e plasma seminal. In: Hafez ESE, editor. Reproduction in farm animals. Filadélfia: Lea and Febier, 1993; pp. 167-82.

Griveau J F, Dumont E, Renard P, Callegari J P e Le Lannou D. 1995. Reactive oxygen species, lipid peroxidation and enzymatic defence systems in human spermatozoa. *Jornal de Reprodução e Fertilidade* 103(1): 17-26.

Gundogan M. 2006. Alguns parâmetros reprodutivos e constituintes do plasma seminal em relação à estação do ano em carneiros Akkaraman e Awassi. *Jornal Turco de Veterinária e Ciência Animal* 30(1): 95-100.

Hu, J.H., Li, Q.W., Jiang, Z.L., Yang, H., Zhang, S.S. e Zhao, H.W. (2009). O efeito crioprotetor da suplementação de trealose na qualidade dos espermatozóides de javali. *Reproduction in Domestic Animals* 44: 571-575.

Jayaganthan P, Perumal P, Balamurugan T C, Verma R P, Singh L P, Pattanaik A K e Meena K. 2013. Efeitos da suplementação com *Tinospora cordifolia* na qualidade do sémen e no perfil hormonal do carneiro. *Ciência da Reprodução Animal* 140(1): 47-53.

Jeyakumar S, Sunder J, Yadav S P, De A K, Kundu A, Kundu M S e Sujatha T. 2020. Estimativa da diversidade genética entre a população de cabras Teressa das ilhas A e N utilizando marcadores de microssatélites. *Indian Journal of Animal Research* 54(12): 1465-9.

Jeyendran R S, Van der Ven H H, Perez-Pelaez M, Crabo B G e Zaneveld L J. 1984. Desenvolvimento de um ensaio para avaliar a integridade funcional da membrana do esperma humano e a sua relação com outras características do sémen. *Journal of Reproduction and Fertility* 70(1): 219-28.

Kankofer M, Kolm G, Aurich J e Aurich C. 2005. Atividade da glutationa peroxidase, superóxido dismutase e catalase e intensidade da peroxidação lipídica no sémen de garanhão durante o armazenamento a 5°C. *Theriogenology* 63(5): 1354-1365.

Kumar, R. e Atreja, S.K. (2011). Efeito da incorporação de aditivos no extensor de gema de ovo à base de tris na fosforilação da tirosina do esperma de búfalo (Bubalus bubalis) durante a criopreservação. *Reprodução em animais domésticos* 47(3): 485-490.

Liu, Z., Foote, R.H. e Brockett, C.C. (1998). Sobrevivência de esperma de touro congelado a diferentes taxas em meios que variam em osmolaridade. *Cryobiology*. 37: 219230.

Lv C, Larbi A, Wu G, Hong Q e Quan G. 2019. Melhorar a qualidade do sémen de cabra criopreservado com um extensor de touro comercial suplementado com resveratrol. *Ciência da Reprodução Animal* 208: 10627.

Maxwell W M e Salamon S. 1993. Armazenamento líquido de sémen de carneiro: uma revisão. *Reproduction, Fertility and Development* 5: 613-38.

McCarthy, M.J., Baumber, J., Kass, P.H. e Meyers, S.A. (2010). O stress osmótico induz danos celulares oxidativos nos espermatozóides de macacos rhesus. *Biologia da Reprodução* 82 (3): 644-651.

Molinia, F.C., Evans, G., Casares, P.I. e Maxwell, W.M.C. (1994).

Efeito de monossacarídeos e dissacarídeos em diluentes à base de Tris na motilidade, integridade do acrossoma e fertilidade de espermatozóides de carneiro congelados em pellets. *Animal Reproduction Science* 36: 113-122.

Moore A I, Squires E L e Graham J K. 2005. Adiciona colesterol à membrana plasmática do espermatozoide de garanhão e melhora a criosupervivência. *Cryobiology* 51(3): 241-249.

O'Hara L, Hanrahan J P, Richardson L, Donovan A, Fair S, Evans A C O e Lonergan P. 2010. Efeito da duração do armazenamento, temperatura de armazenamento e diluente sobre a viabilidade e fertilidade do esperma fresco de carneiro. *Theriogenology* 73: 541-9.

Perumal P, Chamuah J K e Rajkhowa C. 2013. Efeito da catalase no armazenamento líquido (5^0 C) do sémen de mithun *(Bos frontalis)*. *Asian Pacific Journal of Reproduction* 2(3): 209-14.

Perumal P, Chamuah J K, Nahak A K and Rajkhowa C. 201 5. Effect of melatonin on the liquid storage (5°C) of semen with retrospective study of calving rate at different season in mithun (*Bos frontalis)*. *Asian Pacific Journal of Reproduction* 4(1): 1-12.

Perumal P, Chang S, Baruah K K e Srivastava N. 2018. A administração de melatonina exógena de liberação lenta modula os perfis de estresse oxidativo e a capacidade de fertilização *in vitro* dos espermatozóides de mithun criopreservados. *Theriogenology* 120: 79-90.

Perumal P, Chang S, Khate K, Vupru K e Bag S. 2019. A suplementação alimentar de óleo de linhaça modula a produção de sémen e os seus parâmetros de qualidade, congelabilidade, perfis de stress oxidativo, escrotal e

biometria testicular e perfis endocrinológicos em mithun. *Theriogenology* 136: 47-59.

Perumal P, Selvaraju S, Barik A K, Mohanty D N, Das S e Mishra P C. 2011b. Role of reduced glutathione in improving post-thawed frozen seminal characters of poor freezable Jersey crossbred bull semen. *Indian Journal of Animal Sciences* 81(8): 807-10.

Perumal P, Selvaraju S, Selvakumar S, Barik A K, Mohanty D N, Das R K, Das S e Mishra P C. 2011a. Effect of pre-freeze addition of cysteine hydrochloride and reduced glutathione in semen of crossbred Jersey bulls on sperm parameters and conception rates.

Reprodução em animais domésticos 46(4): 636-41.

Perumal P, Vupru K e Rajkhowa C. 2013. Efeito da adição de glutationa reduzida no armazenamento líquido (5°C) do sémen de mithun *(Bos frontalis)*. *Jornal Indiano de Ciências Animais* 83(10): 1024-8.

Perumal P, Vupru K e Rajkhowa C. 2013. Efeito da adição de taurina no armazenamento líquido (5° C) do sémen de mithun (*Bos frontalis*). *Medicina Veterinária Internacional* 2013: 1-7; Artigo ID 165348.

Perumal P, Vupru K e Rajkhowa C. 2014. Efeito da adição de cloridrato de cisteína no armazenamento líquido (5° C) do sémen de mithun *(Bos frontalis)*. *Indian Veterinary Journal* 91(2):76-8.

Perumal P, Vupru K e Rajkhowa C. 2015. Efeito da adição de trealose no armazenamento líquido (5° C) do sémen de mithun (*Bos frontalis*). *Indian Journal of Animal Research* 49(6): 837-46.

Perumal P. 2014. Efeito da superóxido dismutase no armazenamento líquido (5° C) do sémen de mithun (*Bos frontalis*). *Journal of Animals* 2014: 1-9; Artigo ID 821954.

Pesch, S., Bergmann, M. e Bostedt, H. (2006). Determinação de algumas enzimas e macro e microelementos no plasma seminal de garanhões e suas correlações com a qualidade do sémen. *Theriogenology*. 66: 307-313.

Rahal A, Kumar A, Singh V, Yadav B, Tiwari R, Chakraborty S e Dhama K. 2014. Stress oxidativo, prooxidantes e antioxidantes: a interação. *BioMed Research International* 2014: 761264.

Reddy, N.S.S., Gali, J.M. e Atreja, S.K. (2010). Efeitos da adição de taurina e trealose a um extensor de gema de ovo à base de tris na qualidade do esperma de búfalo (Bubalus bubalis) após a criopreservação. *Anim. Reprod. Sci.* 119 (3-4): 183-190.

Salisbury G W, Van Demark N L e Lodge J R. 1978. Physiology of Reproduction and Artificial Insemination of cattle (Fisiologia da reprodução e inseminação artificial de bovinos). H. Freeman e Comp. São Francisco. U.S.A.

Shoae A e Zamiri M J. 2008. Efeito do hidroxitolueno butilado nos espermatozóides de touro congelados em extensor de gema de ovo-citrato. *Animal Reproduction Science* 104(2-4): 414-8.

Sikka S C. 1996. Oxidative stress and role of antioxidants in normal and abnormal sperm function. *Frontiers in Bioscience* 1: 78-86.

Sinha M P, Sinha A K, Singh B K e Prasad P L. 1996 The effect of glutathione on the motility, enzyme leakage and fertility of frozen goat semen. *Theriogenology* 41: 237-43.

Srivastava, N., Srivastava, S.K., Ghosh, S.K., Amit Kumar, Perumal, P. e Jerome, A. (2013). A integridade da membrana do acrossoma e a criocapacitação estão relacionadas ao conteúdo de colesterol dos espermatozóides de touro. *Jornal de Reprodução do Pacífico Asiático.* 2(2): 126-131.

Suleiman S A, Ali M E, Zaki M S, Malik E M E A e Nast M A. 1996. Peroxidação lipídica e motilidade dos espermatozóides humanos: papel protetor da vitamina E. *Journal of Andrology* 17(5): 530-537.

Urata, K., Narahara, H., Tanaka, Y., Gashiru, T., Takayama, E. e Miyakaw, I. (2001). Efeito das espécies reactivas de oxigénio induzidas pela endotoxina na motilidade dos espermatozóides. *Fertilidade e Esterilidade.* 76: 163-166.

Watson P F. 1975. Utilização de uma coloração Giemsa para detetar alterações nos acrossomas de espermatozóides de carneiro congelados. *Veterinary Record* 97: 12-5.

Wen F, Li Y, Feng T, Du Y, Ren F, Zhang L, Han N, Ma S, Li F, Wang P e Hu J. 2019. O extrato de procianidina de semente de uva (GSPE) melhora a qualidade do esperma de cabra quando preservado a 4 C. *Animais* 9. https://doi.org/10.3390/ani9100810

Witte T S e Schafer-Somi S. 2007. Involvement of cholesterol, calcium and progesterone in the induction of capacitation and acrosome reaction of mammalian spermatozoa. *Ciência da Reprodução Animal* 102(3-4): 181-193.

Zhu Z, Zeng Y e Zeng W. 2022. A cisteína melhora a qualidade do esperma do varrasco através da biossíntese de glutationa durante o armazenamento líquido. *Animal Bioscience* 35(2): 166-76.

Table 1. Comparison of quality parameters of liquid stored Teressa goat spermatozoa following preservation with Trehalose (0 mM, 25 mM, 50 mM and 100 mM) (Mean ± SEM)

Total Motility						
	30 min	12 h	24 h	48 h	60 h	72 h
Gr 1	84.21±0.96aA	68.65±1.25aB	57.46±0.87aC	48.72±1.20aD	39.57±1.05aE	34.14±1.13aF
Gr 2	84.21±0.96aA	73.44±1.23bB	67.67±1.48bC	57.85±1.12bD	50.15±1.14bE	45.26±1.28bF
Gr 3	84.21±0.96aA	78.69±1.14cAB	74.53±1.27cBC	70.44±1.24cC	66.76±1.26cD	56.35±1.34cE
Gr 4	84.21±0.96aA	68.35±1.24aB	59.87±1.34aC	50.89±1.32aD	43.25±1.23aE	38.82±1.10aF
Viability						
	30 min	12 h	24 h	48 h	60 h	72 h
Gr 1	85.26±0.89aA	70.37±0.89aB	61.48±0.67aC	51.56±1.22aD	40.65±1.33aE	37.05±1.21aF
Gr 2	85.26±0.89aA	78.68±1.10bB	70.53±0.79bC	61.47±0.76cD	52.31±0.98bE	46.42±0.87cF
Gr 3	85.26±0.89aA	84.07±1.14cA	78.98±1.41cB	75.83±0.65dC	68.14±0.72cD	57.56±0.69dE
Gr 4	85.26±0.89aA	72.45±1.25aB	63.57±1.08aC	54.52±0.87bD	44.56±0.89aE	40.23±1.13bF
Total Sperm Abnormality						
	30 min	12 h	24 h	48 h	60 h	72 h
Gr 1	6.72±0.18aA	9.27±0.12bB	12.59±0.68bC	13.94±0.54dD	15.49±0.56cE	17.15±0.45cF
Gr 2	6.72±0.18aA	8.16±0.57abB	9.05±0.42aB	11.77±0.42bC	13.26±0.32bD	14.28±0.36bD
Gr 3	6.72±0.18aA	7.05±0.43aB	8.16±0.32aC	9.05±0.31aC	10.56±0.37aD	11.16±0.26aD
Gr 4	6.72±0.18aA	9.38±0.57bB	11.38±0.42bC	12.97±0.21cD	14.35±0.41cE	15.05±0.32bE
Acrosomal Integrity						
	30 min	12 h	24 h	48 h	60 h	72 h
Gr 1	86.78±1.21aA	71.56±1.32aB	63.53±1.21aC	52.10±0.79aD	45.63±0.76aE	40.20±1.23aF
Gr 2	86.78±1.21aA	79.45±0.87bB	72.49±0.89bC	62.52±0.68bD	54.45±1.12bE	47.85±0.72bF
Gr 3	86.78±1.21aA	85.74±0.67cA	79.36±1.10cB	75.76±1.07cC	69.64±1.43cD	54.55±0.87cE
Gr 4	86.78±1.21aA	73.45±0.87aB	64.35±1.21aC	54.66±1.15aD	47.25±1.14aE	42.13±0.65aF
Plasma membrane Integrity						
	30 min	12 h	24 h	48 h	60 h	72 h
Gr 1	84.76±1.43aA	69.36±1.11aB	60.55±1.63aC	50.95±0.77aD	43.76±0.65aE	38.14±0.56aF
Gr 2	84.76±1.43aA	77.87±1.20bB	69.25±1.32bC	61.84±1.16bD	52.93±0.89cE	47.75±0.69cF
Gr 3	84.76±1.43aA	83.44±0.68cA	77.36±1.06cB	73.42±0.78cC	67.84±0.76dD	51.36±0.72dE
Gr 4	84.76±1.43aA	71.33±0.87aB	62.74±1.21aC	53.14±1.32aD	45.68±1.11bE	41.53±0.54bF
Nuclear Integrity						
	30 min	12 h	24 h	48 h	60 h	72 h
Gr 1	84.27±0.76aA	70.74±1.09aB	64.96±1.22aC	53.62±0.78aD	46.55±1.12aE	39.74±1.12aF
Gr 2	84.27±0.76aA	78.16±0.89bB	71.76±0.54bC	62.46±0.92bD	55.79±1.22bE	48.35±0.46bF
Gr 3	84.27±0.76aA	82.18±0.66cA	80.68±0.49cB	75.68±0.83cC	71.20±1.21cD	56.65±0.73cE
Gr 4	84.27±0.76aA	72.23±1.15aB	65.86±0.84aC	54.56±0.89aD	46.43±1.39aE	40.46±0.85aF

Means bearing different superscripts within rows (A, B, C, D, E and F) and columns (a, b, c and d) differ significantly ($P < 0.05$), n = 25. Gr 1: Control (0 mM), Gr 2: 25 mM, Gr 3: 50 mM and Gr 4: 100 mM.

Table 2. Comparison of biochemical attributes of liquid stored Teressa goat semen following preservation with Trehalose (0 mM, 25 mM, 50 mM and 100 mM) (Mean ± SEM)

Total Cholesterol (µg/10[8] sperm)						
	30 min	12 h	24 h	48 h	60 h	72 h
Gr 1	24.43±0.67aA	17.47±0.67aB	13.64±0.68aC	10.83±0.47aD	7.76±0.42aE	4.61±0.16aF
Gr 2	24.43±0.67aA	20.82±0.40bcB	16.92±0.53bC	11.43±0.74aD	8.47±0.58aE	4.19±0.29aF
Gr 3	24.43±0.67aA	22.54±0.78cB	19.55±0.62cC	15.16±0.82bD	12.16±0.67bE	9.35±0.15bF
Gr 4	24.43±0.67aA	19.45±0.74abB	16.24±0.79bcB	11.52±0.784aC	7.45±0.30aD	5.35±0.17aD
Total antioxidant capacity (mM/L)						
	30 min	12 h	24 h	48 h	60 h	72 h
Gr 1	1.83±0.07aA	1.13±0.06aB	1.15±0.04aBC	1.06±0.05aCD	0.94±0.05aDE	0.82±0.04aE
Gr 2	1.83±0.07aA	1.18±0.05aB	1.27±0.05abBC	1.16±0.04abCD	1.04±0.06abDE	0.94±0.05abE
Gr 3	1.83±0.07aA	1.61±0.07bB	1.38±0.06bC	1.25±0.06bCD	1.16±0.06bDE	1.05±0.05bE
Gr 4	1.83±0.07aA	1.12±0.04aB	1.26±0.07abBC	1.08±0.06aCD	1.04±0.07aDE	0.84±0.04aE
Malondialdehyde (nM/10[8] sperm)						
	30 min	12 h	24 h	48 h	60 h	72 h
Gr 1	2.61±0.04aA	3.27±0.06bB	3.83±0.21cC	4.38±0.18cD	4.94±0.26cE	5.49±0.11cF
Gr 2	2.61±0.04aA	2.94±0.07abB	3.49±0.14bC	3.83±0.15bD	4.27±0.13bE	4.50±0.17bF
Gr 3	2.61±0.04aA	2.72±0.06aB	2.94±0.09aC	3.49±0.14aD	3.83±0.15aE	4.06±0.14aE
Gr 4	2.61±0.04aA	2.94±0.05abB	3.49±0.08bC	3.83±0.16bD	4.38±0.14bE	4.39±0.16bF
Aspartate amino transferase (U/L)						
	30 min	12 h	24 h	48 h	60 h	72 h
Gr 1	41.68±1.13aA	64.67±0.79cB	79.23±0.78dC	88.55±0.67dD	97.74±0.77dE	107.23±1.12dF
Gr 2	41.68±1.13aA	59.26±0.68bB	71.82±0.64bC	76.83±0.52bD	80.55±0.64bE	86.67±0.54bF
Gr 3	41.68±1.13aA	54.43±0.78aB	66.65±0.63aC	69.54±0.74aD	73.36±0.53aE	76.74±0.56aF
Gr 4	41.68±1.13aA	63.85±0.63cB	76.34±0.74cC	81.95±0.67cD	86.87±0.73cE	93.46±0.86cF
Alanine amino transferase (U/L)						
	30 min	12 h	24 h	48 h	60 h	72 h
Gr 1	16.45±0.42aA	20.86±0.35dB	23.73±0.42dC	27.59±0.34dD	34.84±0.32cE	40.72±0.78dF
Gr 2	16.45±0.42aA	18.97±0.21bB	20.85±0.34bC	22.73±0.45bD	26.58±0.34bE	29.25±0.66bF
Gr 3	16.45±0.42aA	15.64±0.32aB	16.58±0.27aC	17.35±0.34aD	20.43±0.44aE	25.96±0.39aE
Gr 4	16.45±0.42aA	19.28±0.27cB	21.54±0.68cC	24.27±0.37cD	27.56±0.51bE	31.85±0.53cF
Lactate dehydrogenase (U/L)						
	30 min	12 h	24 h	48 h	60 h	72 h
Gr 1	195.67±4.23aA	246.65±3.66cB	274.43±2.65dC	316.78±3.67cD	356.32±3.69cE	403.32±3.82dF
Gr 2	195.67±4.23aA	234.27±3.54bB	256.62±2.39bC	298.49±3.72bD	332.28±3.78bE	353.16±3.16bF
Gr 3	195.67±4.23aA	216.72±3.29aB	236.56±3.54aC	267.67±2.65aD	287.83±4.16aE	335.62±3.70aF
Gr 4	195.67±4.23aA	233.21±3.73bB	268.35±2.47cC	312.28±2.38cD	342.87±3.43cE	374.67±4.23cF

Means bearing different superscripts within rows (A, B, C, D, E and F) and columns (a, b, c and d) differ significantly ($P < 0.05$), n = 25. Gr 1: Control (0 mM), Gr 2: 25 mM, Gr 3: 50 mM and Gr 4: 100 mM.

Capítulo 5 : Superóxido dismutase na conservação do sémen de pequenos ruminantes

P. PERUMAL

ICAR-Central Island Agricultural Research Institute, Port Blair-744105, Ilhas Andaman e Nicobar, Índia

RESUMO

Avaliou-se o efeito da superóxido dismutase (SOD) no extensor de sémen sobre os parâmetros de qualidade do sémen de um macho da raça Teressa. Um total de 25 amostras de sémen de seis pombos foram seleccionadas para o estudo. Os espermatozóides foram incubados em 50 U/ml, 100 U/ml e 150 U/ml de SOD como Gr II, III e IV, respetivamente. As amostras de sémen armazenadas em meio líquido foram analisadas quanto à motilidade, viabilidade, anomalia total dos espermatozóides, membrana plasmática, integridade acrossomal e nuclear, enzimas intracelulares (aspartato aminotransferase; AST, alanina aminotransferase; ALT e lactato desidrogenase; LDH), efluxo de colesterol, capacidade antioxidante total seminal (TAC) e malondialdeído (MDA) em comparação com o grupo de controlo (Gr I) durante 96 horas. Os resultados revelaram que o sémen tratado com SOD (100 U/ml) tinha significativamente (*P*<0,05) maior motilidade, viabilidade, membrana plasmática, integridade acrossomal e nuclear e

TAC e tinha significativamente (*P<0*,05) menores anomalias espermáticas totais, AST, ALT, LDH, MDA e efluxo de colesterol em comparação com os de outros grupos tratados com SOD e de controlo em diferentes horas de armazenamento líquido. Os parâmetros de qualidade do sêmen e os antioxidantes mostraram uma tendência crescente e as anormalidades totais do esperma, MDA, vazamento de enzimas intracelulares e efluxo de colesterol mostraram uma tendência decrescente do Gr I ao Gr III e, em seguida, tendências opostas do Gr III ao Gr IV em diferentes horas de armazenamento líquido. Assim, 100 U/ml de SOD foi a dose adequada para a conservação do sémen líquido em cabras Teressa.

Palavras-chave: Superóxido dismutase, sémen, cabra Teressa, Ilhas Andaman e Nicobar

Introdução

A cabra Teressa é uma raça de caprinos ameaçada de extinção nas ilhas Andaman e Nicobar, na Índia; por conseguinte, é necessário prestar maior atenção à sua conservação *in situ/ex situ* (Jeyakumar *et al.* 2020). Devido ao efeito combinado de graves tensões térmicas, de marcha e nutricionais durante a estação seca do verão, a cabra Teressa apresenta um fraco desempenho reprodutivo e produtividade nas ilhas Andaman e Nicobar. O recenseamento dos efectivos pecuários (Governo da Índia) revelou que a população de cabras diminuiu de 2007 a 2019 (4,25 %) nas ilhas Andaman e Nicobar devido a várias razões, incluindo a consanguinidade intensiva, a falta de reprodutores adequados e a gestão da reprodução.

A inseminação artificial (IA) é uma ferramenta biotecnológica mais comum, simples e económica para uma ampla distribuição de germoplasma de elite de espécies animais, em comparação com outras técnicas de reprodução assistida, como a transferência de embriões, etc. A preservação do sémen é um passo importante na IA, que mantém o esperma por um período mais longo com boa fertilidade e fácil transporte de germoplasma de elite em todo o mundo (Wen *et al.* 2019). A IA pode ser feita com o uso de sémen líquido ou congelado; no entanto, o sémen líquido mostrou taxas de gravidez significativas em comparação com o sémen congelado (Maxwell e Salamon 1993). Além disso, foi referido que, à medida que a duração da conservação aumentava, a qualidade do sémen e a taxa de conceção diminuíam

(O'Hara *et al.* 2010). A deterioração da qualidade do sémen e a redução da taxa de conceção em sémen preservado são causadas por vários factores e um desses factores é o stress oxidativo devido à geração de espécies reactivas de oxigénio (ROS) no momento da diluição, processamento e preservação do sémen. Os peróxidos lipídicos no plasma seminal foram responsáveis pela infertilidade em 30% a 40% dos homens (Agarwal *et al.* 2014). O armazenamento a frio ou líquido do esperma a uma temperatura refrigerada é utilizado para abrandar o metabolismo e manter o esperma viável durante um período de tempo mais longo. Os antioxidantes desempenham um papel essencial na eliminação de ROS que, por sua vez, desencadeia a peroxidação lipídica nas membranas plasmáticas dos espermatozóides (Baumber *et al.* 2000). Foi relatado que tanto os espermatozóides como o plasma seminal contêm sistemas de defesa antioxidante como cisteína, taurina, glutationa reduzida, catalase, glutationa peroxidase e superóxido dismutase (Agarwal e Prabakaran 2005). No entanto, o sistema antioxidante varia em diferentes espécies animais; portanto, os antioxidantes indígenas não foram suficientes para proteger os espermatozóides do stress oxidativo (Baumber *et al.* 2005). Durante o procedimento de diluição, processamento e preservação do sémen, o antioxidante total no sémen é utilizado e esgotado e, entretanto, as ROS são formadas espontaneamente pelos espermatozóides através do metabolismo aeróbico (Gangwar *et al.* 2018), resultando em desequilíbrio entre as actividades antioxidantes e pró-oxidantes, o que, por sua vez, causa peroxidação lipídica em ácidos gordos polinsaturados da membrana plasmática dos espermatozóides. As ERO induzem danos irreversíveis na morfologia e nas funções dos espermatozóides, o que, por sua vez, os torna subférteis ou inférteis. Estas ROS dificultam o sucesso da preservação do sémen e da tecnologia de IA. O método de preparação do extensor e a técnica de preservação do esperma foram obtidos a partir do esperma de touro e modificados para o de cabra (Amoah e Gelaye 1997). Além disso, a concentração de ácidos gordos poli-insaturados na membrana plasmática ou no sémen é maior e o esperma não tem um componente citoplasmático significativo que contenha antioxidantes na cabra em comparação com outras espécies; portanto, o espermatozoide de cabra sofre mais do que outras espécies (Sinha *et al.* 1996). Por conseguinte, é necessário otimizar ou melhorar o extensor de sémen para obter uma melhor qualidade do sémen com uma fertilidade mais elevada através da utilização de aditivos ou antioxidantes adicionais adequados nas espécies caprinas em conservação líquida.

A suplementação de antioxidantes exógenos no extensor de sémen (Perumal et al. 2011a, Perumal *et al.* 2011a, Shoae e Zamiri 2008, Perumal *et al.* 2013) ou a alimentação de antioxidantes (Jayaganthan *et al.* 2013) ou a implantação de melatonina de libertação lenta (Perumal *et al.* 2018) ou óleo de linhaça (Perumal *et al.* 2019) foram tentadas para reduzir os efeitos deletérios do stress oxidativo durante a preservação do sémen. No entanto, nos últimos anos, aditivos incluídos nos extensores, como glutationa (Perumal *et al.* 2013), taurina (Perumal *et al.* 2013), catalase (Perumal *et al.* 2013), trealose (Perumal *et al.* 2015), superóxido dismutase (Perumal 2014), melatonina (Perumal *et al.* 2015), cloridrato de cisteína (Perumal *et al,* 2014), etc., para melhorar a qualidade do sémen, bem como a fertilidade *in vivo* ou *in vitro* em espécies pecuárias.

A superóxido dismutase (SOD) é um antioxidante que catalisa a dismutação do superóxido em oxigénio e peróxido de hidrogénio. Elimina o anião superóxido extracelular e intracelular e evita a peroxidação lipídica da membrana plasmática. A SOD dismuta espontaneamente o anião (O_2^-) para formar O_2 e H_2O_2. A SOD também previne a hiperactivação prematura e a capacitação induzida por radicais superóxido antes da ejaculação (de Lamirande e Gagnon 1995).

A adição de aditivos como a SOD ao esperma equino (Cocchia *et al.* 2011), esperma bovino (Asadpour *et al.* 2012) e sémen bubalino (El-Sisy *et al.* 2008) tem demonstrado proteger o esperma contra os efeitos deletérios das ROS e melhorar os SQPs durante o armazenamento de esperma. A análise da literatura disponível revelou que não há informações sobre o efeito da SOD no extensor de sêmen nos parâmetros de qualidade do sêmen ou na taxa de fertilidade em espécies caprinas das Ilhas Andaman e Nicobar. Portanto, o presente estudo levantou a hipótese de que a inclusão de SOD poderia melhorar os parâmetros de qualidade do sémen *in-vitro*, os antioxidantes seminais e reduzir a fuga de enzimas intracelulares e o efluxo de colesterol no sémen de Teressa buck das Ilhas Andaman e Nicobar. Com isto, o objetivo do presente estudo foi avaliar os efeitos de diferentes concentrações de SOD no extensor de sémen sobre os parâmetros de qualidade do sémen in vitro, os antioxidantes seminais, a fuga de enzimas intracelulares e o efluxo de colesterol do sémen líquido conservado de pato Teressa das Ilhas Andaman e Nicobar.

MATERIAIS E MÉTODOS

Localização do estudo

O presente estudo foi realizado no âmbito do projeto de melhoramento de caprinos do ICAR-AICRP no ICAR-Central Island Agricultural Research Institute (ICAR-CIARI), em Port Blair, nas ilhas Andaman e Nicobar, na Índia, situadas entre 6°45 e 13°41 de latitude norte e 92°12 e 93°57 de longitude leste. Esta experiência foi realizada no pico da estação seca de verão, ou seja, em janeiro (precipitação: 125,80 mm, THI: 84,16, hora de luz: 8,54 h) e fevereiro (precipitação:

13 mm, THI: 83.73, hora de luz: 9.37 h) nas Ilhas Andaman e Nicobar,

Índia.

Animais de laboratório

Foram seleccionados para esta experiência seis (n=6) indivíduos saudáveis com um índice de condição corporal de 2,5 a 3,5 (boa condição). Foram seleccionados para a experiência cabritos da raça Teressa com três a quatro anos de idade, pesando 34 a 36 kg. As cabras Teressa eram mantidas num sistema semi-intensivo que lhes permitia o acesso ao pasto natural das 7:30 às 12:00 horas e as mantinha no galpão o resto do dia. Os animais foram mantidos sob práticas de maneio uniformes, de acordo com o programa da exploração. De acordo com o programa da exploração, foram efectuados os procedimentos gerais de desparasitação, vacinação, prevenção de doenças, corte dos pêlos do pénis e aparo dos pés.

Conceção experimental

O extensor de sêmen Tris-glicose-citrato-gema de ovo (TGCE) usado neste estudo continha Tris: 3,604 g, glicose: 1 g, ácido cítrico: 1,65 g, gema de ovo fresca: 10 mL, estreptomicina: 100 mg e penicilina: 1,00,000 UI e diferentes concentrações de SOD (50 U/ml, 100 U/ml e 150 U/ml, no Grupo II ou III ou IV, respetivamente) para 100 mL de água deionizada. O extensor para o controlo (Grupo I) não continha SOD. O pH final do extensor de sémen foi ajustado para 6,8-7,0 em todos os três grupos experimentais. As amostras de sémen foram diluídas para manter a concentração de espermatozóides de 100-120 milhões/palha. Todas as amostras de sémen diluídas foram preservadas a uma temperatura refrigerada (5°C) durante cinco dias e as amostras de sémen foram avaliadas quanto a vários parâmetros de qualidade do sémen e perfis antioxidantes após 30 min, 12 h, 24 h, 48 h, 72 h e 96 h.

Recolha de sémen

Os ejaculados de sémen foram recolhidos de cada macho duas vezes por semana, entre as 6.00 e as 7.30 da manhã, utilizando o método padronizado da vagina artificial. Cada macho teve dois ejaculados recolhidos, com um intervalo de uma hora entre eles. Estes ejaculados foram colocados num banho de água (37 °C) imediatamente após a recolha do sémen e testados quanto às características de rotina da qualidade do sémen, tais como volume, cor, pH, concentração de espermatozóides e atividade de massa. Os ejaculados com uma ampla gama de pH, padrões de cor estranhos ou uma pequena quantidade foram rejeitados, enquanto os restantes ejaculados foram inspeccionados e processados para investigação posterior. Os ejaculados foram testados para parâmetros seminais de rotina e aceites para avaliação depois de cumprirem as normas do Protocolo Mínimo Padrão (MSP), tais como concentração: >2,5 × 10^9 espermatozóides/mL; atividade de massa: >3+, motilidade individual: >70%, e anormalidade geral não superior a 10%. Seguindo a metodologia de seleção acima descrita, foram escolhidos 50 de 72 ejaculados (6 patos x 12 ejaculados). Na sequência das avaliações preliminares, dois ejaculados sucessivos do mesmo macho (doravante designados por "amostra", n = 25) foram agrupados e tratados para uma diluição inicial dupla com um extensor Tris-glicose-citrato-gema de ovo específico para caprinos, previamente aquecido (37 °C). Assim, 50 ejaculados escolhidos foram reunidos a partir de 72 colheitas originais para fornecer 25 amostras para a experiência. As amostras parcialmente diluídas foram transportadas para o laboratório num frasco isolado cheio de água quente (37 °C) para processamento posterior. As amostras de esperma diluídas foram retidas em tubos de vidro e arrefecidas de 37 para 5°C a uma taxa de 0,2-0,3°C/min, e depois mantidas a 5°C durante toda a experiência. As características da qualidade do esperma foram testadas após 30 min, 12 h, 24 h, 48 h, 72 h e 96 h.

Avaliação do sémen

Parâmetros seminais, como motilidade espermática (Salisbury *et al.* 1978), viabilidade e anormalidades morfológicas totais dos espermatozoides pela coloração de Eosina-Nigrosina (Agarwal *et al.* 2016), integridade acrossomal pela coloração de Giemsa (Watson 1975) e integridade da membrana plasmática pelo teste de dilatação hipo-osmótica (Jeyendran *et al.* 1984) e integridade nuclear pela técnica de coloração de Feulgen (Barth e Oko 1989) foram determinados com procedimentos padrão.

Ensaios bioquímicos

Uma alíquota de sémen de cada amostra foi centrifugada a 3000 × g durante 15 minutos a 4°C; os pellets de esperma foram separados e lavados por ressuspensão em tampão fosfato salino (PBS) e centrifugados (três vezes). Uma gota de plasma seminal foi examinada sob um microscópio de alta potência para determinar se estava livre de espermatozóides. Os espermatozóides foram adicionados a 1 mL de água desionizada após a centrifugação final, congelados e mantidos a -80°C para análise posterior. A concentração de espermatozóides foi avaliada no momento da estimativa e depois rediluída para incluir 150 milhões de células por mL. O MDA e o colesterol total foram medidos nos espermatozóides, enquanto AST, ALT, LDH e TAC foram avaliados no plasma seminal.

O nível de peroxidação lipídica dos espermatozóides foi medido pela determinação da produção de malondialdeído (MDA) usando ácido tiobarbitúrico (TBA) de acordo com o método de Suleiman *et al.* (1996). Os antioxidantes no plasma seminal (mM/L) foram estimados pelo kit de ensaio colorimétrico TAC (709001; Cayman Chemical Co., EUA) de acordo com as directrizes do fabricante. O conteúdo de colesterol nos espermatozóides foi estimado com o uso do kit de ensaio de colesterol (Span Diagnostics Ltd., Índia), e os resultados foram expressos como µg de colesterol/10^8 espermatozóides. As actividades de enzimas intracelulares, como AST, ALT e LDH, foram estimadas no plasma seminal com um kit de ensaio (Span Diagnostics Ltd., Índia).

Análise estatística

A análise estatística foi feita com o procedimento PROC GLM do software Statistical Analysis Software (SAS, versão 9.3.1; SAS Institute, Inc., Cary, NC, 2011). A análise de variância (ANOVA) foi aplicada para determinar os efeitos da trealose nos parâmetros de qualidade do sêmen e nos perfis bioquímicos do sêmen líquido preservado e, para comparação múltipla, foi aplicado o teste de intervalo múltiplo de Duncan. Os dados sobre os parâmetros de qualidade do sémen e os perfis bioquímicos foram analisados através do procedimento de modelos lineares gerais (séries temporais com medidas repetidas). Os valores médios foram expressos como média ± SEM. As diferenças foram consideradas significativas se $P<0,05$.

RESULTADOS

O presente estudo revelou que o sêmen de cabra Teressa era principalmente de cor branca cremosa com um volume médio de 0,92 ± 0,23 mL, atividade de massa de 3,75 ± 0,05, pH de 6,88 ± 0,04,

concentração de 3,74 ± 0,07 × 10^9 espermatozóides por mL, motilidade de 86,16 ± 1,62%, viabilidade de 87,32 ± 0,93%, anormalidade espermática total de 6.26±0,16%, integridade acrossomal de 88,79±1,10%, integridade da membrana plasmática de 87,60±1,36%, integridade nuclear de 86,22±0,67%, TAC de 1,34±0.06 mM/L, MDA de 2,19±0,03 nM/10^8 espermatozóides, colesterol total de 26,99±0,88 pg/10^8 espermatozóides, AST de43,26±1,35 U/L, ALT de15,34±0,34 U/L e LDH de 215,94±3,10 U/L. Os resultados revelaram que o sêmen tratado com SOD 100 U/ml teve significativamente ($p < 0,05$) maior motilidade, viabilidade, membrana plasmática, integridade acrossomal e nuclear e TAC e teve significativamente ($p < 0,05$) menores anormalidades espermáticas totais, vazamento de AST, ALT e LDH, MDA e efluxo de colesterol em comparação com os grupos de controle, 50 U/mL e 150 U/mL tratados com SOD em diferentes horas de armazenamento líquido. Além disso, esses parâmetros de qualidade do sêmen e antioxidantes mostraram uma tendência crescente e a anormalidade total do esperma, MDA, vazamento de enzimas intracelulares e efluxo de colesterol mostraram uma tendência decrescente do Gr I ao Gr III e, em seguida, tendências opostas do Gr III ao Gr IV em diferentes horas de armazenamento líquido. Assim, a

SOD 100U/mL foi a dose óptima ou adequada para a conservação líquida do sémen de Teressa buck. Além disso, a SOD 50 U/mL e 150 U/mL foram inferiores ao tratamento com 100 U/mL para essas características do sêmen, e houve uma diferença significativa (P<0,05) entre 50 U/mL ou 150 U/mL e 100 U/mL para essas respostas. A partir dos dados deste experimento, ficou óbvio que a adição de SOD, especialmente a 100 U/mL, ao diluente de sêmen resultou em uma melhoria significativa na qualidade do sêmen, na atividade antioxidante e na redução do efluxo de colesterol, no vazamento de enzimas intracelulares e na produção de MDA no sêmen caprino armazenado *in vitro* a 5°C por 30 min, 12 h, 24 h, 48 h, 72 h e 96 h.

Imediatamente após a diluição (30 min), os grupos de tratamento e controle mostraram motilidade espermática total semelhante, viabilidade, integridade acrossomal, integridade da membrana plasmática, integridade nuclear, anormalidade espermática total, TAC, MDA, AST, ALT e LDH, enquanto que nos intervalos de tempo subseqüentes, esses parâmetros de qualidade do sêmen e TAC foram maiores e a anormalidade espermática, MDA, AST, ALT e LDH foram menores significativamente (P < 0,05) nos grupos tratados com SOD em comparação com o grupo de controle. No entanto, foram observados parâmetros de qualidade do sêmen e TAC significativamente mais altos ($P < 0,05$) e menor anormalidade espermática, MDA, AST, ALT e LDH no grupo III contendo 100 U/mL de SOD. Assim, os espermatozóides de pato tratados com 100 U/mL de SOD tiveram maior qualidade seminal e TAC por mais tempo. Portanto, isso pode ser concluído que a SOD ajudou a manter a qualidade do esperma por mais tempo.

DISCUSSÃO

A inclusão da superóxido dismutase no diluidor de sémen melhorou os parâmetros de qualidade do sémen e os perfis antioxidantes, diminuiu a fuga de enzimas intracelulares, evitou o efluxo de colesterol, reduziu a formação de MDA, as anomalias nucleares e as anomalias morfológicas totais do esperma de cabra. Assim, a SOD melhorou e protegeu a integridade estrutural e o desempenho funcional dos espermatozóides a um nível mais elevado. Embora vários autores tenham relatado que a SOD tem efeitos benéficos significativos nos parâmetros de qualidade do sêmen e perfis de estresse antioxidante e oxidativo e perfis bioquímicos em diferentes espécies, como esperma equino (Cocchia *et al.* 2011), esperma bovino (Asadpour *et al.* 2012) e sêmen bubalino (El-Sisy *et al.* 2008), estudos semelhantes em cabras

Teressa não foram realizados. Esta é a primeira informação sobre o efeito da SOD no esperma líquido preservado da cabra Teressa. Os efeitos benéficos da SOD na preservação do sémen devem-se ao facto de ser um antioxidante muito potente (Cocchia *et al.* 2011; Asadpour *et al.* 2012; El- Sisy *et al.* 2008).

A membrana dos espermatozóides de mamíferos contém um nível mais elevado de ácidos gordos poli-insaturados, pelo que os espermatozóides são susceptíveis à peroxidação lipídica, que ocorre como resultado da oxidação-redução dos lípidos da membrana por moléculas de oxigénio parcialmente reduzidas, como o superóxido, o peróxido de hidrogénio e os radicais hidroxilo (Asadpour *et al.* 2012). Os peróxidos lipídicos prejudicam a função espermática através da alteração da motilidade dos espermatozóides, da integridade da membrana e dos danos no ADN dos espermatozóides através do stress oxidativo, bem como da produção de aldeídos citotóxicos (Griveau *et al.* 1995). Além disso, o sistema de defesa antioxidante do plasma seminal e espermatozóides é comprometido durante o processamento e preservação do sémen (Alvarez e Storey 1992). A adição de antioxidantes exógenos ao extensor de sémen melhorou a qualidade do esperma porque os antioxidantes exógenos modulam o sistema antioxidante do sémen

(Asadpour *et al.* 2012). Os antioxidantes podem ajudar a prevenir o processo oxidativo (Sikka 2004), uma vez que os aminoácidos são moléculas carregadas (Anchordoguy *et al.* 1988) que interagem electrostaticamente com os grupos fosfato dos fosfolípidos da membrana plasmática do esperma, gerando um revestimento na superfície do esperma que o protege de choques de temperatura.

No presente estudo, espermatozóides tratados com SOD 100 U/mL tem motilidade pós-descongelamento significativamente mais alta do que aqueles no controle (8.59%), SOD 50 U/mL (3.67%) ou 150 U/mL (4.45%). Da mesma forma, a viabilidade foi significativamente maior em 100 U/mL de SOD do que no controlo (11,24%), 50 U/mL (3,12%) e 150 U/mL (3,86%) de espermatozóides tratados. A integridade acrossomal dos espermatozóides foi significativamente maior em 100 U/mL em comparação com os do controlo (7,17%), 50 U/mL (4,98%) e 150 U/mL (5,22%); enquanto que a anormalidade morfológica total do esperma foi significativamente reduzida em 100 U/mL de SOD do que no controlo (10,48%), 50 U/mL (4,23%) e 150 U/mL (4,68%). A integridade da membrana plasmática foi significativamente afetada com o tratamento com SOD, sendo que os espermatozóides tratados com 100 U/mL mostraram maior integridade da membrana do que os do controlo não tratado (11,27%) e dos outros grupos de tratamento (50 U/mL: 4,66% e 150 U/mL: 6,12%). A integridade nuclear também seguiu a mesma tendência do HOST (100 U/mL > 50 ou 150 U/mL ou controlo: 4,14, 3,26 ou 6,64%, respetivamente).

Os presentes resultados mostraram que a adição de 100 U/ml de SOD melhorou a qualidade de conservação do sémen de cabra em comparação com as amostras de sémen tratadas com 50 ou 150 U/ml de SOD ou sem SOD. Os diferentes efeitos dos diferentes níveis de SOD podem ser explicados de acordo com o relatório de Asadpour *et al.* (2012) e Shoae e Zamiri (2008), que mostraram que a quantidade excessiva de antioxidantes causou alta fluidez da membrana plasmática acima do ponto desejado, tornando o esperma mais propenso a danos acrossomais. Além disso, a concentração de antioxidantes adicionados ao extensor deve ser considerada, uma vez que a alta dosagem de antioxidantes pode ser prejudicial aos espermatozóides devido à mudança na condição fisiológica do extensor de sêmen. Em buck, a sobrevivência dos espermatozóides aumentará quando a dosagem de antioxidante adicionada ao extensor aumentar. No entanto, a dosagem de antioxidante maior do que a quantidade necessária foi tóxica para os espermatozóides (Maxwell e Stojanov 1996). A expressão excessiva de

SOD pode refletir um defeito no desenvolvimento ou maturação dos espermatozóides, assim como danos celulares nos espermatozóides, resultando numa diminuição do potencial de fertilização dos espermatozóides (Gavella *et al.* 1996). Da mesma forma, no presente estudo, o aumento da dosagem de SOD, a 150 U/ml, afectou os parâmetros seminais e bioquímicos no sémen de cabra com extensor. Ao mesmo tempo, uma menor taxa de dosagem também afectou os parâmetros do esperma. Diferenças nos protocolos de preservação e formulações de extensores entre laboratórios, o tempo de adição/exposição de esperma com antioxidante, concentração de antioxidantes e entre espécies podem explicar, pelo menos em parte, esta variabilidade. A melhoria da qualidade do sémen devido à adição de SOD exógena registada no presente estudo foi previamente relatada na forma de motilidade e membrana acrossomal intacta em esperma equino (Cocchia *et al.* 2011), esperma bovino (Asadpour *et al.* 2012) e sémen bubalino (El-Sisy *et al.* 2008). Além disso, a adição de SOD exógena melhorou significativamente as percentagens de morfologia do DNA, viabilidade espermática e membrana plasmática intacta (caudas inchadas), especialmente a um nível de 100 U/ml de SOD. As percentagens mais elevadas de membrana plasmática intacta e membranas acrossomais que foram encontradas na presente experiência devido a 100 U/ml de SOD podem ser a razão para uma melhor motilidade nestas amostras (Asadpour *et al.* 2012; El-Sisy *et al.* 2008).

A SOD ajuda a manter a integridade do acrossoma normal (Maxwell e Stojanov 1996) e estabiliza o plasmalema dos espermatozóides, aumentando assim a motilidade. SOD, em células de esperma é capaz de reagir com muitos ROS diretamente para proteger as células de mamíferos contra o stress oxidativo, e assim manter a motilidade do esperma (Bilodeau *et al.* 2001). Portanto, como visto por este estudo, tentativas de melhorar a motilidade e viabilidade das células espermáticas através da incorporação de SOD no armazenamento líquido (Cocchia *et al.* 2011; Asadpour *et al.* 2012) e forma de sémen congelado têm sido investigadas (El-Sisy *et al.* 2008).

Um relatório recente sugeriu que a qualidade do sémen é deteriorada (Aitken *et al.* 2010) pela qual os danos no ADN são induzidos no gâmeta masculino por stress oxidativo e os espermatozóides são particularmente vulneráveis a isto porque geram ROS e são ricos em alvos para o ataque oxidativo. Os autores também chamam a atenção para o facto de que, como os espermatozóides são transcritivamente inactivos e têm pouco citoplasma, são deficientes tanto em antioxidantes como em sistemas de reparação do ADN (Aitken e Fisher 1994). O stress oxidativo pode ser uma causa de infertilidade masculina e contribuir para a fragmentação do ADN nos espermatozóides (Aitken e Fisher 1994). Existem poucos estudos sobre os efeitos da adição de antioxidantes aos extensores durante o arrefecimento e/ou congelamento de espermatozóides de mamíferos (Kankofer *et al.* 2005). No sémen caprino, as ROS são geradas principalmente por espermatozóides danificados e anormais e por leucócitos contaminantes. As espécies reactivas de oxigénio danificam as células através de alterações nos lípidos, proteínas e ADN. Os espermatozóides são potencialmente susceptíveis a danos peroxidativos causados pelo excesso de ROS devido a quantidades elevadas de ácidos gordos polinsaturados nos fosfolípidos da membrana e ao citoplasma escasso. No presente estudo, a adição de SOD reduziu a fragmentação do ADN, especialmente a 100 U/ml na preservação líquida do sémen caprino. Além disso, mantém a integridade da membrana plasmática e mitocondrial e a estrutura do citoesqueleto dos flagelos dos espermatozóides como efeitos de proteção celular. A SOD também protegeu o nível de TAC no extensor de sémen, o que ajuda a manter o transporte da membrana (Alvarez e Storey 1992) e a fertilidade dos espermatozóides.

Os níveis enzimáticos do plasma seminal são muito importantes para o metabolismo do esperma, bem como para a função do esperma (Brooks 1990). Por isso, as estimativas destas enzimas têm sido recomendadas como marcadores da qualidade do sémen, uma vez que indicam danos nos espermatozóides (Pesch *et al.* 2006). AST, ALT e LDH são essenciais para processos metabólicos que fornecem energia para a sobrevivência, motilidade e fertilidade dos espermatozóides e estas actividades de transaminase no sémen são bons indicadores da qualidade do sémen porque medem a estabilidade da membrana do esperma (Corteel 1980). Assim, o aumento da percentagem de espermatozóides anormais no ejaculado causa alta concentração de enzimas transaminase no fluido extracelular devido a danos na membrana do esperma e facilidade de fuga de enzimas dos espermatozóides (Gundogan 2006). Além disso, o aumento das actividades de AST, ALT e LDH do plasma seminal e do sémen durante o armazenamento pode ser devido à instabilidade estrutural do esperma (Buckland 1971). No presente estudo, a fuga de enzimas intracelulares, como a AST, foi significativamente reduzida nos grupos tratados com

100 U/mL do que nos grupos de controlo não tratados (11,76%) ou tratados com SOD (50 U/mL; 3,52% ou 150 U/mL; 3,73%). Foi observada uma observação semelhante na fuga de ALT (15,45, 4,34 ou 2,46%, respetivamente). Da mesma forma, outra enzima LDH também revelou que a fuga foi significativamente reduzida em 100 U/mL do que nos grupos de 50 U/mL (3,05%) ou 150 U/mL (4,97%) ou de controlo (5,65%) (Figura 3). As enzimas, como os níveis de AST e ALT no plasma seminal, são muito importantes para o metabolismo do esperma, bem como para a função espermática (Brooks 1990), fornecem energia para a sobrevivência, motilidade e fertilidade dos espermatozóides e essas atividades de transaminase no sêmen são bons indicadores da qualidade do sêmen, pois medem a estabilidade da membrana espermática (Corteel 1980). Assim, o aumento da percentagem de espermatozóides anormais na preservação causa alta concentração de enzimas transaminase no fluido extracelular devido a danos na membrana do esperma e facilidade de fuga de enzimas dos espermatozóides (Gundogan 2006). Além disso, o aumento das actividades AST e ALT do plasma seminal e do sémen em conservação líquida pode ser devido à instabilidade estrutural do esperma (Buckland 1971). No presente estudo, os níveis de AST e ALT foram mais baixos

no líquido do sémen preservado a 100 U/ml de SOD, uma vez que estabiliza a integridade da membrana do acrossoma, plasma, mitocôndrias e flagelos do esperma.

O colesterol foi significativamente mais elevado em 100 U/mL do que em 50 ou 150 U/mL ou em grupos de controlo não tratados. SOD 100 U/mL teve colesterol de esperma significativamente mais alto do que no controle (11.12%) ou 50U/mL (12.37%) ou 150 U/mL (11.63%) em cabras. A SOD previne o efluxo de colesterol da membrana espermática e a produção de MDA em diluentes, o que indica que previne a capacitação prematura e a reação acrossomal que atua como um antioxidante (Asadpour *et al.* 2012). Juntamente com os fosfolípidos, o colesterol é necessário para a integridade física da célula e assegura a fluidez da membrana celular. O colesterol desempenha um papel especial na membrana do espermatozoide porque a sua libertação da membrana do espermatozoide inicia o passo chave no processo de capacitação e reação de acrossoma que é crucial para a fertilização. Além disso, a adição de colesterol aos diluentes antes da descongelação aumenta a resistência dos espermatozóides ao stress causado pelos procedimentos de congelação-descongelação, preservando a motilidade dos espermatozóides e o potencial de fertilização (Moore *et al.* 2005).

No presente estudo, o efluxo de colesterol e a produção de MDA foram diminuídos no grupo tratado com SOD em comparação com o grupo de controlo não tratado. Por conseguinte, as amostras de sémen tratadas com SOD apresentaram um maior poder de resistência ao frio do que o grupo de controlo não tratado. No presente estudo, observou-se que os parâmetros do esperma que recebeu 100 U/mL de SOD foram significativamente mais elevados do que os dos outros grupos de tratamento e de controlo.

O perfil antioxidante, como o TAC, foi mais elevado e o perfil de stress oxidativo, como o MDA, foi significativamente mais baixo em 100 U/mL do que em 50 U/mL ou 150 U/mL ou em grupos de controlo não tratados. A SOD 100 U/mL apresentou perfis antioxidantes significativamente mais elevados e MDA mais baixo do que no controlo (11,43-18,89% e 17,74%) ou 50 U/mL (8,28-16,76% e 5,42%) ou 150 U/mL (7,98-13,37% e 6,46%) em cabras. No presente estudo, o TAC foi mais elevado no plasma seminal do sémen adicionado de SOD, uma vez que mantém o sistema antioxidante no armazenamento líquido do sémen de cabra. Mas, normalmente, o plasma seminal é uma fonte potente deste antioxidante, a SOD (Kobayashi *et al.* 1991). Os altos níveis de material poliinsaturado facilmente peroxidável expõem os espermatozóides a um stress oxidativo excessivo e a atividade da superóxido dismutase das amostras de esperma é um bom preditor do seu tempo de sobrevivência. A SOD, quando aplicada a uma dose de 100 U/ml, melhorou a motilidade dos espermatozóides durante a preservação e exibiu propriedades antioxidativas, elevando a concentração de TAC. Além disso, a SOD, um crioprotetor permeável, age como um antioxidante e causa rearranjo de lipídios e proteínas da membrana, o que resulta em aumento da fluidez da membrana, maior desidratação a temperaturas mais baixas e, portanto, maior capacidade de sobrevivência dos espermatozóides durante essa preservação (Holt 2000).

No presente estudo, a concentração de antioxidantes foi maior e a produção de MDA foi significativamente menor no sémen tratado com SOD. Geralmente, tanto os espermatozóides como o plasma seminal contêm antioxidantes como cisteína, taurina, glutationa reduzida, catalase, glutationa peroxidase e superóxido dismutase (Agarwal e Prabakaran 2005). Uma concentração mais elevada de material polinsaturado facilmente peroxidável expõe os espermatozóides a um stress oxidativo excessivo e a atividade da superóxido dismutase das amostras de esperma é um bom indicador do seu tempo de sobrevivência. A SOD a uma dose de 100 U/mL melhorou significativamente os perfis de qualidade do esperma durante a preservação líquida e exibiu os caracteres antioxidantes, elevando a concentração de antioxidantes.

No presente estudo, a análise de correlação revelou que SQPs como motilidade progressiva para frente, vivacidade, integridade acrossomal, integridade da membrana plasmática e integridade nuclear, antioxidantes (TAC) e perfil bioquímico como colesterol espermático tiveram correlação positiva significativa entre si, enquanto esses perfis tiveram correlação negativa significativa com TSA, AST, ALT, LDH e MDA em espermatozóides tratados com SOD. Esta poderia ser uma das razões para melhorar a motilidade, viabilidade, membrana plasmática e acrossoma e integridade do DNA dos espermatozóides, diluídos na presença de SOD no extensor de sêmen.

O estudo atual concluiu que a adição de 100 U/mL de SOD ao extensor de sêmen reduziu o estresse físico e oxidativo, aumentou os níveis de antioxidantes, melhorou os parâmetros de qualidade do sêmen e diminuiu o vazamento de enzimas e a formação de radicais livres no sêmen do bode Teressa. Apesar dos resultados positivos, presume-se que as células espermáticas tratadas com SOD mostrarão um melhor nível de potencial de fertilização em estudos de fertilidade in-vitro ou in-vivo com uma maior taxa de gravidez no campo.

REFERÊNCIAS

Agarwal A, Gupta S e Sharma R. 2016. Procedimento de coloração com Eosina-Nigrosina. In: Agarwal A, Gupta S, Sharma R. (Eds.), Andrological evaluation of male infertility. Springer. https://doi.org/10.1007/978-3- 319-26797-5 8

Agarwal A, Prabakaran S A. 2005. Mechanism, measurement, and prevention of oxidative stress in male reproductive physiology (Mecanismo, medição e prevenção do stress oxidativo na fisiologia da reprodução masculina). *Indian Journal OfExperimental Biology* 43(11): 963-74.

Agarwal A, Virk G, Ong C e Plessis S. 2014. Efeito do stress oxidativo na reprodução masculina. *Revista Mundial de Saúde Masculina* 32: 1.

Aitken J e Fisher H. 1994. Reactive oxygen species generation and human spermatozoa: the balance of benefit and risk. *Bioassays* 16(4): 259-267.

Aitken R J, De Luliis G N, Finnie J M, Hedges A e McLachlan R. 2010. Análise das relações entre stress oxidativo, danos no ADN e vitalidade dos espermatozóides numa população de pacientes: desenvolvimento de critérios de diagnóstico. *Reprodução Humana* 25(10): 2415-2426.

Alvarez J G e Storey B T. 1992. Evidência de aumento do dano peroxidativo lipídico e perda da atividade da superóxido dismutase como um modelo de dano crio sub-letal ao esperma humano durante a criopreservação. *Journal of Andrology* 13(3): 232-41.

Amoah E A e Gelaye S. 1997. Avanços biotecnológicos na reprodução de cabras. *Jornal de Ciência Animal* 75: 578-85.

Anchordoguy T, Carpenter J, Looms S e Crowe J. 1988. Mechanisms of interaction of amino acids with phospholipids bilayers during freezing (Mecanismos de interação de aminoácidos com bicamadas de fosfolípidos durante a congelação). *Biochemical and Biophysical Ata* 946: 505-12.

Asadpour R, Jafari R e Tayefi-Nasrabadi H. 2012. O efeito da suplementação antioxidante em extensores de sémen na qualidade do sémen e na peroxidação lipídica de espermatozóides de touro refrigerados. *Iranian Journal of Veterinary Research* 13(3): 246 - 249.

Barth A D e Oko R J. 1989. Preparação do sémen para exame morfológico. In: Morfologia anormal de espermatozóides bovinos. Ames, IA: Iowa State University Press; pp. 8-18.

Baumber J, Ball B A e Linfor J J. 2005. Avaliação da criopreservação de espermatozóides de equídeos na presença de enzimas e antioxidantes. *Jornal Americano de Investigação Veterinária* 66(5): 772-9.

Baumber J, Ball B A, Gravance C G, Medina V e Davies-Morel M C G. 2000. The effect of reactive oxygen species on equine sperm motility, viability, acrosomal integrity, mitochondrial membrane potential and membrane lipid peroxidation. *Journal of Andrology* 21: 895-902.

Bilodeau JF, Blanchette S, Gagnon C e Sirard MA. 2001. Os tióis previnem a perda de motilidade espermática mediada por H O_{22} no sémen de touro criopreservado. *Theriogenology* 56(2): 275-286.

Brooks D E. 1990. Biochemistry of the male accessory glands

(Bioquímica das glândulas acessórias masculinas). In: Fisiologia da reprodução de Marshall. Ed: G. E. Lamming, 4ª ed., Edimburgo, Churchill Livingstone, pp. 569-690.

Buckland R B. 1971. A atividade de seis enzimas do plasma seminal e do esperma de galinha. 1. Efeito do armazenamento in vitro e de famílias de irmãos completos na atividade enzimática e na fertilidade. *Poultry Science* 50(6): 1724-1734.

Cocchia N, Pasolini MP, Mancini R, Petrazzuolo O, Cristofaro I, Rosapane I, Sica A, Tortora G, Lorizio R, Paraggio G e Mancini A. 2011. Efeito da suplementação de proteína sod (superóxido dismutase) em extensores de sêmen na motilidade, viabilidade, estado do acrossoma e fosforilação da proteína ERK (quinase regulada por sinal extracelular) de espermatozóides de garanhões resfriados. *Theriogenology* 75: 1201-1210.

Corteel J M. 1980. Effects du plasma séminal sur la survie et la fertilité des spermatozoids conservés in vitro. *Reproduction Nutrition Development* 20(4): 1111-1123.

de Lamirande E e Gagnon C. 1995. Impacto das espécies reactivas de oxigénio nos espermatozóides: A balancing act between beneficial and detrimental effects. *Human Reproduction* 10(1): 15-21.

El- Sisy GA, El- Nattat WS e El- Sheshtawy RI. 2008. Efeito da superóxido dismutase e catalase na viabilidade de espermatozóides de búfalo criopreservados. *Global Veterinaria* 2(2): 61-65.

Gangwar C, Saxena A, Patel A, Singh S P, Yadav S, Kumar R e Singh V. 2018. Efeito da suplementação de glutationa reduzida na criopreservação induzida por crioinjúrias de esperma no sémen de touro Murrah. *Animal Reproduction Science* 192: 171-8.

Gavella M, Lipovac V, Vucic M e Rocic B. 1996. Relação da atividade do esperma do tipo superóxido dismutase com outras enzimas específicas do esperma e peroxidação lipídica induzida experimentalmente em homens inférteis. *Andrologia.* 28(4): 223-229.

Griveau J F, Dumont E, Renard P, Callegari J P e Le Lannou D. 1995. Reactive oxygen species, lipid peroxidation and enzymatic defence systems in human spermatozoa. *Jornal de Reprodução e Fertilidade* 103(1): 17-26.

Gundogan M. 2006. Alguns parâmetros reprodutivos e constituintes do plasma seminal em relação à estação do ano em carneiros Akkaraman e Awassi. *Jornal Turco de Veterinária e Ciência Animal* 30(1): 95-100.

Holt WV. 2000. Fundamental aspects of sperm cryobiology: the importance of species and individual differences. *Theriogenology* 53(1): 47-58.

Jayaganthan P, Perumal P, Balamurugan T C, Verma R P, Singh L P, Pattanaik A K e Meena K. 2013. Efeitos da suplementação com *Tinospora cordifolia* na qualidade do sémen e no perfil hormonal do carneiro. *Ciência da Reprodução Animal* 140(1): 47-53.

Jeyakumar S, Sunder J, Yadav S P, De A K, Kundu A, Kundu M S e Sujatha T. 2020. Estimativa da diversidade genética entre a população de cabras Teressa das ilhas A e N utilizando marcadores de microssatélites. *Indian Journal of Animal Research* 54(12): 1465-9.

Jeyendran R S, Van der Ven H H, Perez-Pelaez M, Crabo B G e Zaneveld L J. 1984. Desenvolvimento de um ensaio para avaliar a integridade funcional da membrana do esperma humano e a sua relação com outras características do sémen. *Journal of*

Reproduction and Fertility 70(1): 219-28.

Kankofer M, Kolm G, Aurich J e Aurich C. 2005. Atividade da glutationa peroxidase, superóxido dismutase e catalase e intensidade da peroxidação lipídica no sémen de garanhão durante o armazenamento a 5°C. *Theriogenology* 63(5): 1354-1365.

Kobayashi M, Kakizono T e Nagai S. 1991. Produção de astaxantina por uma alga verde, *Haematococcus pluvialis*, acompanhada de alterações morfológicas em meio de acetato. *Jornal de Fermentação e Bioengenharia* 71(5): 335 - 339.

Maxwell W M e Salamon S. 1993. Armazenamento líquido de sémen de carneiro: uma revisão. *Reproduction, Fertility and Development* 5: 613-38.

Moore A I, Squires E L e Graham J K. 2005. Adiciona colesterol à membrana plasmática do espermatozoide de garanhão e melhora a criosupervivência. *Cryobiology* 51(3): 241-249.

O'Hara L, Hanrahan J P, Richardson L, Donovan A, Fair S, Evans A C O e Lonergan P. 2010. Efeito da duração do armazenamento, temperatura de armazenamento e diluente sobre a viabilidade e fertilidade do esperma fresco de carneiro. *Theriogenology* 73: 541-9.

Perumal P, Chamuah J K e Rajkhowa C. 2013. Efeito da catalase no armazenamento líquido (5^0 C) do sémen de mithun *(Bos frontalis)*. *Asian Pacific Journal ofReproduction* 2(3): 209-14.

Perumal P, Chamuah J K, Nahak A K e Rajkhowa C. 2015. Efeito da melatonina no armazenamento líquido (5°C) de sémen com estudo retrospetivo da taxa de parto em diferentes estações do ano em mithun *(Bos frontalis)*. *Asian Pacific Journal of Reproduction* 4(1): 1-12.

Perumal P, Chang S, Baruah K K e Srivastava N. 2018. A administração de melatonina exógena de liberação lenta modula os perfis de estresse oxidativo e a capacidade de fertilização *in vitro* dos espermatozóides de mithun criopreservados. *Theriogenology* 120: 79-90.

Perumal P, Chang S, Khate K, Vupru K e Bag S. 2019. A suplementação alimentar de óleo de linhaça modula a produção de sémen e os seus parâmetros de qualidade, congelabilidade, perfis de stress oxidativo, biometria escrotal e testicular e perfis endocrinológicos em mithun. *Theriogenology* 136: 47-59.

Perumal P, Selvaraju S, Barik A K, Mohanty D N, Das S e Mishra P C. 2011b. Role of reduced glutathione in improving post-thawed frozen seminal characters of poor freezable Jersey crossbred bull semen. *Indian Journal of Animal Sciences* 81(8): 807-10.

Perumal P, Selvaraju S, Selvakumar S, Barik A K, Mohanty D N, Das R K, Das S e Mishra P C. 2011a. Effect of pre-freeze addition of cysteine hydrochloride and reduced glutathione in semen of crossbred Jersey bulls on sperm parameters and conception rates. *Reprodução em animais domésticos* 46(4): 636-41.

Perumal P, Vupru K e Rajkhowa C. 2013. Efeito da adição de glutationa reduzida no armazenamento líquido (5°C) do sémen de mithun *(Bos frontalis)*. *Jornal Indiano de Ciências Animais* 83(10): 1024-8.

Perumal P, Vupru K e Rajkhowa C. 2013. Efeito da adição de taurina no armazenamento líquido (5° C) do sémen de mithun (*Bos frontalis)*. *Medicina Veterinária Internacional* 2013: 1-7; Artigo ID 165348.

Perumal P, Vupru K e Rajkhowa C. 2014. Efeito da adição de cloridrato de cisteína no armazenamento líquido (5° C) do sémen de mithun (*Bos frontalis*). *Indian Veterinary Journal* 91(2):76-8.

Perumal P, Vupru K e Rajkhowa C. 2015. Efeito da adição de trealose no armazenamento líquido (5° C) do sémen de mithun (*Bos frontalis*). *Indian Journal of Animal Research* 49(6): 837-46.

Perumal P. 2014. Efeito da superóxido dismutase no armazenamento líquido (5° C) do sémen de mithun *(Bos frontalis)*. *Journal of Animals* 2014: 1-9; Artigo ID 821954.

Pesch, S., Bergmann, M. e Bostedt, H. (2006). Determinação de algumas enzimas e macro e microelementos no plasma seminal de garanhões e suas correlações com a qualidade do sémen. *Theriogenology*. 66: 307-313.

Salisbury G W, Van Demark N L e Lodge J R. 1978. Physiology of Reproduction and Artificial Insemination of cattle (Fisiologia da reprodução e inseminação artificial de bovinos). H. Freeman e Comp. São Francisco. U.S.A.

Shoae A e Zamiri M J. 2008. Efeito do hidroxitolueno butilado nos espermatozóides de touro congelados em extensor de gema de ovo-citrato. *Animal Reproduction Science* 104(2-4): 414-8.

Sikka S C. 1996. Oxidative stress and role of antioxidants in normal and abnormal sperm function. *Frontiers in Bioscience* 1: 78-86.

Sinha M P, Sinha A K, Singh B K e Prasad P L. 1996 The effect of glutathione on the motility, enzyme leakage and fertility of frozen goat semen. *Theriogenology* 41: 237-43.

Suleiman S A, Ali M E, Zaki M S, Malik E M E A e Nast M A. 1996. Peroxidação lipídica e motilidade dos espermatozóides humanos: papel protetor da vitamina E. *Journal of Andrology* 17(5): 530-537.

Watson P F. 1975. Utilização de uma coloração Giemsa para detetar alterações nos acrossomas de espermatozóides de carneiro congelados. *Veterinary Record* 97: 12-5.

Wen F, Li Y, Feng T, Du Y, Ren F, Zhang L, Han N, Ma S, Li F, Wang P e Hu J. 2019. O extrato de procianidina de semente de uva (GSPE) melhora a qualidade do esperma de cabra quando preservado em 4^0 C. *Animais* 9. https://doi.org/10.3390/ani9100810

Table 1. Comparison of quality parameters of liquid stored Teressa goat spermatozoa following preservation with Superoxide dismutase (0 U/ml, 50 U/ml, 100 U/ml and 150 U/ml) (Mean ± SEM)

Total Motility						
	30 min	12 h	24 h	48 h	60 h	72 h
Gr 1	88.64±0.86aA	69.42±1.12aB	59.52±0.67aC	50.34±0.72aD	41.61±1.17aE	36.22±0.57aF
Gr 2	88.64±0.86aA	75.61±1.23bB	67.75±0.92bC	59.25±0.65bD	50.13±1.24bE	45.36±0.81bF
Gr 3	88.64±0.86aA	80.53±1.34cAB	76.95±0.69cBC	72.43±0.52cC	66.52±1.22cD	56.45±0.92cE
Gr 4	88.64±0.86aA	70.25±1.39aB	61.33±0.56aC	52.93±0.81aD	43.21±0.63aE	38.84±1.10aF
Viability						
	30 min	12 h	24 h	48 h	60 h	72 h
Gr 1	84.12±0.76aA	69.31±0.69aB	61.43±0.79aC	51.55±0.67aD	42.64±1.22aE	37.33±1.11aF
Gr 2	84.12±0.76aA	78.62±0.62bB	70.54±0.86bC	61.45±0.78cD	52.51±0.67bE	46.44±0.87cF
Gr 3	84.12±0.76aA	84.56±0.84cA	78.91±1.12cB	75.83±0.61dC	68.11±0.76cD	57.56±0.57dE
Gr 4	84.12±0.76aA	72.48±0.66aB	63.52±1.34aC	54.58±0.97bD	44.54±0.87aE	40.23±0.76bF
Total Sperm Abnormality						
	30 min	12 h	24 h	48 h	60 h	72 h
Gr 1	6.72±0.22aA	10.27±0.32bB	12.49±0.48bC	14.94±0.54dD	16.49±0.35cE	18.15±0.44cF
Gr 2	6.72±0.22aA	9.16±0.47abB	9.06±0.32aB	12.72±0.46bC	14.27±0.42bD	15.35±0.36bD
Gr 3	6.72±0.22aA	8.05±0.36aB	8.16±0.22aC	10.15±0.37aC	11.49±0.48aD	12.16±0.37aD
Gr 4	6.72±0.22aA	10.38±0.45bB	11.38±0.32bC	13.94±0.32cD	15.38±0.47cE	16.11±0.43bE
Acrosomal Integrity						
	30 min	12 h	24 h	48 h	60 h	72 h
Gr 1	86.93±1.26aA	71.26±0.68aB	63.15±1.21aC	52.82±0.76aD	45.33±1.16aE	40.17±1.25aF
Gr 2	86.93±1.26aA	79.33±0.95bB	72.93±0.62bC	62.25±0.68bD	54.47±1.12bE	47.83±0.67bF
Gr 3	86.93±1.26aA	85.86±0.82cA	79.24±1.15cB	75.73±0.82cC	69.83±0.63cD	54.55±0.75cE
Gr 4	86.93±1.26aA	73.45±0.91aB	64.39±1.04aC	54.67±1.10aD	47.23±0.84aE	42.67±0.68aF
Plasma membrane Integrity						
	30 min	12 h	24 h	48 h	60 h	72 h
Gr 1	84.76±0.93aA	68.34±1.21aB	59.54±0.83aC	49.92±0.87aD	42.67±0.65aE	37.16±0.76aF
Gr 2	84.76±0.93aA	76.88±1.14bB	69.28±0.62bC	59.85±1.14bD	51.94±0.86cE	46.74±0.79cF
Gr 3	84.76±0.93aA	82.46±0.78cA	76.33±0.86cB	72.38±0.97cC	66.85±0.78dD	50.38±0.68dE
Gr 4	84.76±0.93aA	70.87±0.95aB	61.74±0.94aC	52.17±1.12aD	44.68±1.01bE	41.54±0.78bF
Nuclear Integrity						
	30 min	12 h	24 h	48 h	60 h	72 h
Gr 1	85.28±0.76aA	71.74±0.67aB	65.92±1.12aC	54.36±0.68aD	47.93±0.62aE	40.73±0.48aF
Gr 2	85.28±0.76aA	79.16±0.84bB	72.67±0.76bC	63.65±0.72bD	56.28±1.12bE	49.65±0.63bF
Gr 3	85.28±0.76aA	83.23±0.69cA	81.74±0.69cB	76.48±0.61cC	72.13±1.21cD	57.69±0.54cE
Gr 4	85.28±0.76aA	71.19±1.15aB	66.45±0.72aC	55.69±0.79aD	47.67±1.19aE	41.52±0.67aF

Means bearing different superscripts within rows (A, B, C, D, E and F) and columns (a, b, c and d) differ significantly ($P < 0.05$), n = 25. Gr 1: Control (0 U/ml), Gr 2: 50 U/ml, Gr 3: 100 U/ml and Gr 4: 150 U/ml.

Table 2. Comparison of biochemical attributes of liquid stored Teressa goat semen following preservation with Superoxide dismutase (0 U/ml, 50 U/ml, 100 U/ml and 150 U/ml) (Mean ± SEM)

Total Cholesterol (µg/10^8 sperm)						
	30 min	12 h	24 h	48 h	60 h	72 h
Gr 1	24.92±0.65aA	17.65±0.58aB	13.34±0.61aC	10.38±0.22aD	7.72±0.43aE	4.82±0.39aF
Gr 2	24.92±0.65aA	20.53±0.46bcB	16.76±0.43bC	11.45±0.34aD	8.64±0.48aE	5.10±0.47aF
Gr 3	24.92±0.65aA	22.71±0.32cB	19.35±0.57cC	15.16±0.42bD	12.10±0.57bE	9.32±0.55bF
Gr 4	24.92±0.65aA	19.43±0.46abB	17.27±0.49bcB	11.53±0.37aC	7.53±0.31aD	6.56±0.33aD
Total antioxidant capacity (mM/L)						
	30 min	12 h	24 h	48 h	60 h	72 h
Gr 1	2.05±0.05aA	1.58±0.05aB	1.36±0.04aBC	1.25±0.05aCD	1.14±0.03aDE	1.03±0.04aE
Gr 2	2.05±0.05aA	1.56±0.06aB	1.47±0.05abBC	1.36±0.04abCD	1.15±0.05abDE	1.12±0.05abE
Gr 3	2.05±0.05aA	1.81±0.05bB	1.58±0.04bC	1.47±0.06bCD	1.36±0.06bDE	1.25±0.06bE
Gr 4	2.05±0.05aA	1.52±0.06aB	1.45±0.06abBC	1.25±0.06aCD	1.14±0.07aDE	1.07±0.04aE
Malondialdehyde (nM/10^8 sperm)						
	30 min	12 h	24 h	48 h	60 h	72 h
Gr 1	2.81±0.04aA	3.47±0.06bB	4.03±0.07cC	4.58±0.06cD	5.14±0.12cE	5.69±0.17cF
Gr 2	2.81±0.04aA	3.14±0.04abB	3.69±0.05bC	3.03±0.04bD	4.47±0.06bE	4.70±0.05bF
Gr 3	2.81±0.04aA	2.92±0.05aB	3.14±0.04aC	3.69±0.06aD	4.13±0.07aE	4.25±0.06aE
Gr 4	2.81±0.04aA	3.14±0.05abB	3.69±0.06bC	4.03±0.05bD	4.18±0.06bE	4.67±0.04bF
Aspartate amino transferase (U/L)						
	30 min	12 h	24 h	48 h	60 h	72 h
Gr 1	45.47±1.23aA	68.25±0.78cB	83.75±0.73dC	92.01±0.87dD	101.57±1.16dE	111.69±1.78dF
Gr 2	45.47±1.23aA	63.64±1.23bB	75.86±1.14bC	80.45±0.65bD	84.62±0.74bE	90.34±1.18bF
Gr 3	45.47±1.23aA	58.85±0.74aB	70.79±0.76aC	73.56±0.77aD	77.33±0.67aE	80.76±0.75aF
Gr 4	45.47±1.23aA	66.58±0.69cB	80.33±0.78cC	85.63±0.84cD	90.87±0.75cE	97.44±0.86cF
Alanine amino transferase (U/L)						
	30 min	12 h	24 h	48 h	60 h	72 h
Gr 1	17.46±0.43aA	23.57±0.43dB	26.74±0.42dC	30.76±0.43dD	37.05±0.32cE	43.75±0.58dF
Gr 2	17.46±0.43aA	21.94±0.31bB	23.87±0.34bC	25.64±0.51bD	29.46±0.28bE	32.58±0.46bF
Gr 3	17.46±0.43aA	18.65±0.42aB	19.56±0.43aC	20.47±0.34aD	23.57±0.35aE	28.85±0.33aE
Gr 4	17.46±0.43aA	22.57±0.32cB	24.75±0.36cC	27.85±0.46cD	30.89±0.48bE	34.38±0.54cF
Lactate dehydrogenase (U/L)						
	30 min	12 h	24 h	48 h	60 h	72 h
Gr 1	232.86±4.58aA	287.47±4.46cB	314.95±4.68dC	356.78±3.64cD	397.85±4.84cE	446.71±2.80dF
Gr 2	232.86±4.58aA	278.73±3.75bB	297.53±3.58bC	334.62±4.93bD	376.15±3.68bE	395.37±3.86bF
Gr 3	232.86±4.58aA	258.67±3.58aB	278.64±3.38aC	302.94±3.75aD	329.74±4.75aE	378.58±3.63aF
Gr 4	232.86±4.58aA	276.75±4.18bB	305.55±4.46cC	356.74±3.96cD	387.53±4.25cE	416.83±4.72cF

Means bearing different superscripts within rows (A, B, C, D, E and F) and columns (a, b, c and d) differ significantly ($P < 0.05$), n = 25. Gr 1: Control (0 U/ml), Gr 2: 50 U/ml, Gr 3: 100 U/ml and Gr 4: 150 U/ml.

Capítulo 6 : Catalase na conservação do sémen de pequenos ruminantes

P. PERUMAL

ICAR-Central Island Agricultural Research Institute, Port Blair-744105, Ilhas Andaman e Nicobar, Índia

RESUMO

Avaliou-se o efeito da catalase no extensor de sémen sobre os parâmetros de qualidade do sémen de um macho da raça Teressa. Um total de 25 amostras de sémen de seis patos foram seleccionadas para o estudo. Os espermatozóides foram incubados em 300 U/mL, 600 U/mL e 900 U/mL de catalase como Gr II, III e IV, respetivamente. As amostras de sémen líquido armazenado foram analisadas quanto à motilidade, viabilidade, anomalia total dos espermatozóides, membrana plasmática, integridades acrossomal e nuclear, enzimas intracelulares (aspartato aminotransferase; AST, alanina aminotransferase; ALT e lactato desidrogenase; LDH), efluxo de colesterol, capacidade antioxidante total seminal (TAC) e malondialdeído (MDA) em comparação com o grupo de controlo (Gr I) durante 96 h. Os resultados revelaram que o sémen tratado com catalase (600 U/mL) tinha significativamente ($P<0,05$) maior motilidade, viabilidade, membrana plasmática, integridades acrossomal e nuclear e TAC e tinha significativamente ($P<0,05$) menores anomalias espermáticas totais, AST, ALT, LDH, MDA e efluxo de colesterol em comparação com os de outros grupos tratados com catalase e de controlo em diferentes horas de armazenamento líquido. Os parâmetros de qualidade do sêmen e os antioxidantes mostraram uma tendência crescente e as anormalidades totais do esperma, MDA, vazamento de enzimas intracelulares e efluxo de colesterol mostraram uma tendência decrescente do Gr I ao Gr III e, em seguida, tendências opostas do Gr III ao Gr IV em diferentes horas de armazenamento líquido. Assim, 600 U/mL de catalase foi a dose adequada para a conservação do sémen líquido em cabras Teressa.

Palavras-chave: Catalase, sémen, cabra Teressa, Ilhas Andaman e Nicobar

Introdução

A cabra Teressa é uma raça de caprinos ameaçada de extinção nas ilhas Andaman e Nicobar, na Índia; por conseguinte, é necessário prestar maior atenção à sua conservação *in situ/ex situ* (Jeyakumar *et al.* 2020). Devido ao efeito combinado de graves tensões térmicas, de marcha e nutricionais durante a estação seca do verão, a cabra Teressa apresenta um fraco desempenho reprodutivo e produtividade nas ilhas Andaman e Nicobar. O recenseamento dos efectivos pecuários (Governo da Índia) revelou que a população de cabras diminuiu de 2007 a 2019 (4,25 %) nas ilhas Andaman e Nicobar devido a várias razões, incluindo a consanguinidade intensiva, a falta de reprodutores adequados e a gestão da reprodução.

A inseminação artificial (IA) é uma ferramenta biotecnológica mais comum, simples e económica para uma ampla distribuição de germoplasma de elite de espécies animais, em comparação com outras técnicas de reprodução assistida, como a transferência de embriões, etc. A preservação do sémen é um passo importante na IA, que mantém o

esperma por um período mais longo com boa fertilidade e fácil transporte de germoplasma de elite em todo o mundo (Wen *et al.* 2019). A IA pode ser feita com o uso de sémen líquido ou congelado; no entanto, o sémen líquido mostrou taxas de gravidez significativas em comparação com o sémen congelado (Maxwell e Salamon 1993). Além disso, foi referido que, à medida que a duração da conservação aumentava, a qualidade do sémen e a taxa de conceção diminuíam

(O'Hara *et al.* 2010). A deterioração da qualidade do sémen e a redução da taxa de conceção em sémen preservado são causadas por vários factores e um desses factores é o stress oxidativo devido à geração de espécies reactivas de oxigénio (ROS) no momento da diluição, processamento e preservação do sémen. Os peróxidos lipídicos no plasma seminal foram responsáveis pela infertilidade em 30% a 40% dos homens (Agarwal *et al.* 2014). O armazenamento a frio ou líquido do esperma a temperatura refrigerada é utilizado para abrandar o metabolismo e manter o esperma viável durante um período de tempo mais longo. Os antioxidantes desempenham um papel essencial na eliminação de ROS que, por sua vez, desencadeia a peroxidação lipídica nas membranas plasmáticas dos espermatozóides (Baumber *et al.* 2000). Foi relatado que tanto os espermatozóides quanto o plasma seminal contêm sistemas de defesa antioxidante como cisteína, taurina, glutationa reduzida, catalase, glutationa peroxidase e superóxido dismutase (Agarwal e Prabakaran 2005). No entanto, o sistema antioxidante varia em diferentes espécies animais; portanto, os antioxidantes indígenas não foram suficientes para proteger os espermatozóides do stress oxidativo (Baumber *et al.* 2005). Durante o procedimento de diluição, processamento e preservação do sémen, o antioxidante total no sémen é utilizado e esgotado e, entretanto, as ROS são formadas espontaneamente pelos espermatozóides através do metabolismo aeróbico (Gangwar *et al.* 2018), resultando em desequilíbrio entre as actividades antioxidantes e pró-oxidantes, o que, por sua vez, causa peroxidação lipídica em ácidos gordos polinsaturados da membrana plasmática dos espermatozóides. As ROS induzem danos irreversíveis na morfologia e nas funções dos espermatozóides, o que, por sua vez, os torna subférteis ou inférteis. Estas ROS dificultam o sucesso da preservação do sémen e da tecnologia de IA. O método de preparação de extensor e a técnica de preservação de esperma foram obtidos a partir de esperma de touro e modificados para cabra (Amoah e Gelaye 1997). Além disso, a concentração de ácidos gordos poli-insaturados na membrana plasmática ou no sémen é maior e o esperma não tem um componente citoplasmático significativo que contenha antioxidantes na cabra, em comparação com outras espécies; portanto, o espermatozoide de cabra sofre mais do que outras espécies (Sinha *et al.* 1996). Por conseguinte, é necessário otimizar ou melhorar o extensor de sémen para obter uma melhor qualidade do sémen com uma fertilidade mais elevada através da utilização de aditivos ou antioxidantes adicionais adequados nas espécies caprinas em conservação líquida.

A suplementação de antioxidantes exógenos no extensor de sémen (Perumal et al. 2011a, Perumal *et al.* 2011a, Shoae e Zamiri 2008, Perumal *et al.* 2013) ou a alimentação de antioxidantes (Jayaganthan *et al.* 2013) ou a implantação de melatonina de libertação lenta (Perumal *et al.* 2018) ou óleo de linhaça (Perumal *et al.* 2019) foram tentadas para reduzir os efeitos deletérios do stress oxidativo durante a preservação do sémen. No entanto, nos últimos anos, os aditivos incluídos nos extensores, como glutationa (Perumal *et al.* 2013), taurina (Perumal *et al.* 2013), catalase (Perumal *et al.* 2013), trealose (Perumal *et al.* 2015), superóxido dismutase (Perumal 2014), melatonina (Perumal *et al.* 2015), cloridrato de cisteína (Perumal *et al,* 2014), etc., para melhorar a qualidade do sémen, bem como a fertilidade *in vivo* ou *in vitro* em espécies pecuárias.

A catalase é um antioxidante tetrâmero com quatro cadeias polipeptídicas, que se encontra em quase todos os organismos vivos expostos ao oxigénio. Deriva do epidídimo, da vesícula seminal e desintoxica o peróxido de hidrogénio intracelular e extracelular, reduzindo o H2O2 a H2O e O2, eliminando a potencial toxicidade dos ERO (Aitken 1995) e pode reduzir a perda de motilidade causada pelos ERO gerados pelos leucócitos (de Lamirande *et al.* 1997). Elimina o anião superóxido extracelular e intracelular e evita a peroxidação lipídica da membrana plasmática. A catalase também evita a hiperactivação prematura e a capacitação induzida por radicais superóxidos antes da ejaculação (de Lamirande e Gagnon 1995). A adição de catalase no esperma de touro (Asadpour *et al.* 2011), búfalo (El-Sisy *et al.* 2008), carneiro (Maxwell e Stojanov 1996) e javali (Roca *et al.* 2005) protegeu o esperma contra os efeitos nocivos das ROS e melhorou a qualidade do sémen durante a preservação do esperma. A análise da literatura disponível revelou que não há informações sobre o efeito da catalase no extensor de sêmen sobre os parâmetros de qualidade do sêmen ou taxa de fertilidade em espécies caprinas das Ilhas Andaman e Nicobar. Por conseguinte, o presente estudo formulou a hipótese de que a inclusão de catalase poderia melhorar os parâmetros de qualidade do sémen *in vitro* e os antioxidantes seminais e reduzir a fuga de enzimas intracelulares e o efluxo de colesterol no sémen de Teressa buck das Ilhas Andaman e Nicobar. Assim, o objetivo do presente estudo consistiu em avaliar os efeitos de diferentes concentrações de catalase no extensor de sémen sobre os parâmetros de qualidade do sémen in *vitro*, os antioxidantes seminais, a fuga de enzimas intracelulares e o efluxo de colesterol do sémen líquido conservado de pato Teressa das Ilhas Andaman e Nicobar.

MATERIAIS E MÉTODOS

Localização do estudo

O presente estudo foi realizado no âmbito do projeto de melhoramento de caprinos do ICAR-AICRP no ICAR-Central Island Agricultural Research Institute (ICAR-CIARI), em Port Blair, nas ilhas Andaman e Nicobar, na Índia, localizadas entre 6°45 e 13°41 de latitude norte e 92°12 e 93°57 de longitude leste. Esta experiência foi realizada no pico da estação seca de verão, ou seja, em janeiro (precipitação: 125,80 mm, THI: 84,16, hora de luz: 8,54 h) e fevereiro (precipitação: 13 mm, THI: 83,73, hora de luz: 9,37 h) nas Ilhas Andaman e Nicobar, Índia.

Animais de laboratório

Foram seleccionados para esta experiência seis (n=6) indivíduos saudáveis com um índice de condição corporal de 2,5 a 3,5 (boa condição). Foram seleccionados para a experiência cabritos da raça Teressa com três a quatro anos de idade, pesando 34 a 36 kg. As cabras Teressa eram mantidas num sistema semi-intensivo que lhes permitia o acesso ao pasto natural das 7:30 às 12:00 horas e as mantinha no galpão o resto do dia. Os animais foram mantidos sob práticas de maneio uniformes, de acordo com o programa da exploração. De acordo com o programa da exploração, foram efectuados os procedimentos gerais de desparasitação, vacinação, prevenção de doenças, corte dos pêlos do pénis e aparo das patas.

Conceção experimental

O extensor de sêmen Tris-glicose-citrato-gema de ovo (TGCE) usado neste estudo continha Tris: 3,604 g, glicose: 1 g, ácido cítrico: 1,65 g, gema de ovo fresca: 10 mL, estreptomicina: 100 mg e penicilina: 1,00,000 UI e diferentes concentrações de catalase (300 U/mL, 600 U/mL e 900 U/mL, no Grupo II ou III ou IV, respetivamente) para 100 mL de água deionizada. O extensor para o controlo (Grupo I) não continha SOD. O pH final do extensor de sémen foi ajustado para 6,8-7,0 em todos os três grupos experimentais. As amostras de sêmen foram estendidas para manter a concentração de espermatozóides de 400 milhões/mL. Todas as amostras de sêmen diluídas foram preservadas em temperatura refrigerada (5°C) por cinco dias e as amostras de sêmen foram estimadas para vários parâmetros de qualidade do sêmen e perfis antioxidantes após 30 min, 12 h, 24 h, 48 h, 72 h e 96 h.

Recolha de sémen

Os ejaculados de sémen foram recolhidos de cada macho duas vezes por semana, entre as 6.00 e as 7.30 da manhã, utilizando o método padronizado da vagina artificial. Cada macho teve dois ejaculados recolhidos, com um intervalo de uma hora entre eles. Estes ejaculados foram colocados num banho de água (37 °C) imediatamente após a recolha do sémen e testados quanto às características de rotina da qualidade do sémen, tais como volume, cor, pH, concentração de espermatozóides e atividade de massa. Os ejaculados com uma ampla gama de pH, padrões de cor estranhos ou uma pequena quantidade foram rejeitados, enquanto os restantes ejaculados foram inspeccionados e processados para investigação posterior. Os ejaculados foram testados para os parâmetros seminais de rotina e aceites para avaliação, desde que cumprissem as normas do Protocolo Mínimo Padrão (MSP), tais como concentração: $>2,5 \times 10^9$ espermatozóides/mL; atividade de massa: >3+, motilidade individual: >70%, e anormalidade geral não superior a 10%. Seguindo a metodologia de seleção acima descrita, foram escolhidos 50 de 72 ejaculados (6 patos x 12 ejaculados). Na sequência das avaliações preliminares, dois ejaculados sucessivos do mesmo macho (doravante designados por "amostra", n = 25) foram agrupados e tratados com uma diluição inicial dupla com um extensor Tris-glicose-citrato-gema de ovo específico para caprinos, previamente aquecido (37 °C). Assim, 50 ejaculados escolhidos foram reunidos a partir de 72 colheitas originais para fornecer 25 amostras para a experiência. As amostras parcialmente diluídas foram transportadas para o laboratório num frasco isolado cheio de água quente (37 °C) para processamento posterior. As amostras de esperma diluídas foram retidas em tubos de vidro e arrefecidas de 37 a 5°C a uma taxa de 0,2-0,3°C/min, e depois mantidas a 5°C durante toda a experiência. As características da qualidade do esperma foram testadas após 30 min, 12 h, 24 h, 48 h, 72 h e 96 h.

Avaliação do sémen

Parâmetros seminais, como motilidade dos espermatozoides (Salisbury *et al.* 1978), viabilidade e anormalidades morfológicas totais dos espermatozoides pela coloração de Eosina-Nigrosina (Agarwal *et al.* 2016), integridade acrossomal pela coloração de Giemsa (Watson 1975) e integridade da membrana plasmática pelo teste de dilatação hipo-osmótica (Jeyendran *et al.* 1984) e integridade nuclear pela técnica de coloração de Feulgen (Barth e Oko 1989) foram determinados com procedimentos padrão.

Ensaios bioquímicos

Uma alíquota de sémen de cada amostra foi centrifugada a 3000 × g durante 15 minutos a 4°C; os pellets de esperma foram separados e lavados por ressuspensão em tampão fosfato salino (PBS) e centrifugados (três vezes). Uma gota de plasma seminal foi examinada sob um microscópio de alta potência para determinar se estava livre de espermatozóides. Os espermatozóides foram adicionados a 1 mL de água desionizada após a centrifugação final, congelados e mantidos a -80°C para análise posterior. A concentração de espermatozóides foi avaliada no momento da estimativa e depois rediluída para incluir 150 milhões de células por mL. O MDA e o colesterol total foram medidos nos espermatozóides, enquanto AST, ALT, LDH e TAC foram avaliados no plasma seminal.

O nível de peroxidação lipídica dos espermatozóides foi medido pela determinação da produção de malondialdeído (MDA) usando ácido tiobarbitúrico (TBA) de acordo com o método de Suleiman *et al.* (1996). Os antioxidantes no plasma seminal (mM/L) foram estimados pelo kit de ensaio colorimétrico TAC (709001; Cayman Chemical Co., EUA) de acordo com as directrizes do fabricante. O conteúdo de colesterol nos espermatozóides foi estimado com o uso do kit de ensaio de colesterol (Span Diagnostics Ltd., Índia), e os resultados foram expressos como µg de colesterol/10^8 espermatozóides. As actividades de enzimas intracelulares, como AST, ALT e LDH, foram estimadas no plasma seminal com um kit de ensaio (Span Diagnostics Ltd., Índia).

Análise estatística

A análise estatística foi feita usando o procedimento PROC GLM do software Statistical Analysis Software (SAS, versão 9.3.1; SAS Institute, Inc., Cary, NC, 2011). A análise de variância (ANOVA) foi aplicada para determinar os efeitos da trealose nos parâmetros de qualidade do sêmen e nos perfis bioquímicos do sêmen líquido preservado e, para comparação múltipla, foi aplicado o teste de intervalo múltiplo de Duncan. Os dados sobre os parâmetros de qualidade do sémen e os perfis bioquímicos foram analisados através do procedimento de modelos lineares gerais (séries temporais com medidas repetidas). Os valores médios foram expressos como média ± SEM. As diferenças foram consideradas significativas se $P<0{,}05$.

RESULTADOS

O presente estudo revelou que o sêmen de cabra Teressa era principalmente de cor branca cremosa com um volume médio de 0,92

± 0,23 mL, atividade de massa de 3,75 ± 0,05, pH de 6,88 ± 0,04, concentração de 3,74 ± 0,07 × 10^9 espermatozóides por mL, motilidade de 86,16 ± 1,62%, viabilidade de 87,32 ± 0,93%, anormalidade espermática total de 6.26±0,16%, integridade acrossomal de 88,79±1,10%, integridade da membrana plasmática de 87,60±1,36%, integridade nuclear de 86,22±0,67%, TAC de 1,34±0.06 mM/L, MDA de 2,19±0,03 nM/10^8 espermatozóides, colesterol total de 26,99±0,88 pg/10^8 espermatozóides, AST de43,26±1,35 U/L, ALT de15,34±0,34 U/L e LDH de 215,94±3,10 U/L. Os resultados revelaram que o sémen tratado com catalase 600 U/mL teve significativamente ($p < 0,05$) maior motilidade, viabilidade, membrana plasmática, integridades acrossomal e nuclear e TAC e teve significativamente ($p < 0,05$) menores anormalidades espermáticas totais, fuga de AST, ALT e LDH, MDA e efluxo de colesterol em comparação com os grupos de controlo, 300 U/mL e 900 U/mL tratados com catalase em diferentes horas de armazenamento líquido. Além disso, estes parâmetros de qualidade do sémen e antioxidantes mostraram uma tendência crescente e a anormalidade total do esperma, MDA, fuga de enzimas intracelulares e efluxo de colesterol mostraram uma tendência decrescente do Gr I para o Gr III e depois tendências opostas do Gr III para o Gr IV em diferentes horas de armazenamento líquido. Assim, a catalase 600 U/mL foi a dose óptima ou adequada para a conservação líquida do sémen de Teressa buck. Além disso, a catalase 300 U/mL e 900 U/mL foram inferiores ao tratamento com 600 U/mL para estas características do sémen, e houve uma diferença significativa ($P<0,05$) entre 300 U/mL ou 900 U/mL e 600 U/mL para estas respostas. A partir dos dados deste experimento, ficou óbvio que a adição de catalase, especialmente a 600 U/mL, ao diluente de sêmen resultou em uma melhoria significativa na qualidade do sêmen, na atividade antioxidante e na redução do efluxo de colesterol, no vazamento de enzimas intracelulares e na produção de MDA no sêmen caprino armazenado *in vitro* a 5°C por 30 min, 12 h, 24 h, 48 h, 72 h e 96 h.

Imediatamente após a diluição (30 min), os grupos de tratamento e de controlo apresentavam motilidade espermática total, viabilidade, integridade acrossomal, integridade da membrana plasmática, integridade nuclear, anormalidade espermática total, TAC, MDA, AST, ALT e LDH semelhantes, ao passo que, nos intervalos de tempo subsequentes, estes parâmetros de qualidade do sémen e a TAC eram mais elevados e a anormalidade espermática, MDA, AST, ALT e LDH eram significativamente mais baixas ($P < 0,05$) nos grupos tratados com catalase, em comparação com o grupo de controlo. No entanto, parâmetros de qualidade do sémen e TAC significativamente mais elevados ($P < 0,05$) e menor anormalidade espermática, MDA, AST, ALT e LDH foram observados no grupo III contendo 600 U/mL de catalase. Assim, os espermatozóides de pato tratados com 600 U/mL de catalase tiveram maior qualidade seminal e TAC por mais tempo. Portanto, pode-se concluir que a catalase ajudou a manter a qualidade do esperma por mais tempo.

DISCUSSÃO

A inclusão da catalase no diluidor de sémen melhorou os parâmetros de qualidade do sémen e os perfis antioxidantes, diminuiu a fuga de enzimas intracelulares, evitou o efluxo de colesterol, reduziu a formação de MDA, as anomalias nucleares e as anomalias morfológicas totais do esperma de cabra. Assim, a catalase melhorou e protegeu a integridade estrutural e o desempenho funcional dos espermatozóides a um nível mais elevado. Embora vários autores tenham relatado que a catalase tem efeitos benéficos significativos nos parâmetros de qualidade do sémen e nos perfis de stress antioxidante e oxidativo e perfis bioquímicos em diferentes espécies como o touro (Asadpour *et al.* 2011), búfalo (El-Sisy *et al.* 2008), carneiro (Maxwell e Stojanov 1996) e esperma de javali (Roca *et al.* 2005), faltam estudos semelhantes na cabra Teressa. Esta é a primeira informação sobre o efeito da catalase no esperma líquido preservado da cabra Teressa. Os efeitos benéficos da catalase na preservação do sémen devem-se ao facto de ser um antioxidante muito potente (Maxwell e Stojanov 1996, Roca *et al.* 2005, El- Sisy *et al.* 2008, Asadpour *et al.* 2012).

A membrana dos espermatozóides de mamíferos contém um nível mais elevado de ácidos gordos poli-insaturados, pelo que os espermatozóides são susceptíveis à peroxidação lipídica, que ocorre como resultado da oxidação-redução dos lípidos da membrana por moléculas de oxigénio parcialmente reduzidas, como o superóxido, o peróxido de hidrogénio e os radicais hidroxilo (Asadpour *et al.* 2012). Os peróxidos lipídicos prejudicam a função espermática através da alteração da motilidade dos espermatozóides, da integridade da membrana e dos danos no ADN dos espermatozóides através do stress oxidativo, bem como da produção de aldeídos citotóxicos (Griveau *et al.* 1995). Além disso, o sistema de defesa antioxidante do plasma seminal e espermatozóides é comprometido durante o processamento e preservação do sémen

(Alvarez e Storey 1992). A adição de antioxidantes exógenos ao extensor de sémen melhorou a qualidade do esperma porque os antioxidantes exógenos modulam o sistema antioxidante do sémen (Asadpour *et al.* 2012). Os antioxidantes podem ajudar a prevenir o processo oxidativo (Sikka 2004), uma vez que os aminoácidos são moléculas carregadas (Anchordoguy *et al.* 1988) que interagem electrostaticamente com os grupos fosfato dos fosfolípidos da membrana plasmática do esperma, gerando um revestimento na superfície do esperma que o protege de choques de temperatura.

No presente estudo, os espermatozóides tratados com catalase 600 U/mL têm uma motilidade pós-descongelamento significativamente mais elevada do que os do controlo (8,59%), catalase 300 U/mL (3,67%) ou 900 U/mL (4,45%). Da mesma forma, a viabilidade foi significativamente mais elevada em 600 U/mL de catalase do que nos espermatozóides tratados com controlo (11,24%), 300 U/mL (3,12%) e 900 U/mL (3,86%). A integridade acrossomal dos espermatozóides foi significativamente mais elevada em 600 U/mL em comparação com os do controlo (7,17%), 300 U/mL (4,98%) e 900 U/mL (5,22%); enquanto que a anormalidade morfológica total dos espermatozóides foi significativamente reduzida em 600 U/mL tratados com catalase do que no controlo (10,48%), 300 U/mL (4,23%) e 900 U/mL (4,68%). A integridade da membrana plasmática foi significativamente afetada com o tratamento com catalase, tendo os espermatozóides tratados com 600 U/mL mostrado uma maior integridade da membrana do que os do controlo não tratado (11,27%) e dos outros grupos de tratamento (300 U/mL: 4,66% e 900 U/mL: 6,12%). A integridade nuclear também seguiu a mesma tendência do HOST (600 U/mL > 300 ou 900 U/mL ou controlo: 4,14, 3,26 ou 6,64%, respetivamente).

Os presentes resultados mostraram que a adição de 600 U/ml de catalase melhorou a qualidade de conservação do sémen de cabra em comparação com as amostras de sémen tratadas com 300 ou 900 U/ml de catalase ou sem catalase. Os diferentes efeitos dos diferentes níveis de catalase podem ser explicados de acordo com o relatório de Singh *et al.* (2020) e Asadpour *et al.* (2011), que mostraram que a quantidade excessiva de antioxidantes causou alta fluidez da membrana plasmática acima do ponto desejado, tornando os espermatozóides mais propensos a danos acrossomais. Além disso, a concentração de antioxidantes adicionados ao extensor deve ser considerada, uma vez que a alta dosagem de antioxidantes pode ser prejudicial aos espermatozóides devido à mudança na condição fisiológica do extensor de sêmen. Em buck, a sobrevivência dos espermatozóides aumentará quando a dosagem de antioxidante adicionada ao extensor aumentar. No entanto, a dosagem de antioxidante maior do que a quantidade necessária foi tóxica para os espermatozóides (Maxwell e Stojanov 1996). A expressão excessiva da catalase pode refletir um defeito no desenvolvimento ou maturação dos espermatozóides, assim como danos celulares nos espermatozóides, resultando numa diminuição do potencial de fertilização dos espermatozóides (Gavella *et al.* 1996). Da mesma forma, no presente estudo, o aumento da dosagem de catalase a 900 U/mL afectou os parâmetros seminais e bioquímicos no sémen de cabra com extensor. Ao mesmo tempo, uma menor taxa de dosagem também afectou os parâmetros do esperma. Diferenças nos protocolos de preservação e formulações de extensores entre laboratórios, o tempo de adição/exposição do esperma com antioxidantes, a concentração de antioxidantes e entre espécies podem explicar, pelo menos em parte, esta variabilidade. A melhoria da qualidade do sémen devido à adição de catalase exógena registada no presente estudo foi previamente relatada na forma de motilidade e membrana acrossomal intacta em touro (Asadpour *et al.* 2011), búfalo (El-Sisy *et al.* 2008), carneiro (Maxwell e Stojanov 1996) e esperma de javali (Roca *et al.* 2005). Além disso, a adição de SOD exógena melhorou significativamente as percentagens de morfologia do DNA, viabilidade espermática e membrana plasmática intacta (caudas inchadas), especialmente a um nível de 600 U/mL de catalase. As percentagens mais elevadas de membrana plasmática intacta e membranas acrossomais que foram encontradas na presente experiência devido a 600 U/mL de catalase podem ser a razão para uma melhor motilidade nestas amostras (Singh *et al.* 2020).

A catalase ajuda a manter a integridade do acrossoma normal (Maxwell e Stojanov 1996) e estabiliza o plasmalema dos espermatozóides, aumentando assim a motilidade. SOD, em células de esperma é capaz de reagir com muitos ROS diretamente para proteger células de mamíferos contra stress oxidativo, e assim manter a motilidade do esperma (Bilodeau *et al.* 2001). Portanto, como visto neste estudo, foram investigadas tentativas de melhorar a motilidade e a viabilidade das células espermáticas incorporando catalase no armazenamento líquido (Maxwell e Stojanov 1996, Roca *et al.* 2005, Singh *et al,* 2020) e na forma de sêmen congelado (Asadpour *et al.* 2011, El-Sisy *et al.*

2008).

Um relatório recente sugeriu que a qualidade do sémen é deteriorada (Aitken *et al.* 2010) pela qual os danos no ADN são induzidos no gâmeta masculino por stress oxidativo e os espermatozóides são particularmente vulneráveis a isto porque geram ROS e são ricos em alvos para o ataque oxidativo. Os autores também chamam a atenção para o facto de que, como os espermatozóides são transcritivamente inactivos e têm pouco citoplasma, são deficientes tanto em antioxidantes como em sistemas de reparação do ADN (Aitken e Fisher 1994). O stress oxidativo pode ser uma causa de infertilidade masculina e contribuir para a fragmentação do ADN nos espermatozóides (Aitken e Fisher 1994). Existem poucos estudos sobre os efeitos da adição de antioxidantes aos extensores durante o arrefecimento e/ou congelamento de espermatozóides de mamíferos (Kankofer *et al.* 2005). No sémen caprino, as ROS são geradas principalmente por espermatozóides danificados e anormais e por leucócitos contaminantes. As espécies reactivas de oxigénio danificam as células através de alterações nos lípidos, proteínas e ADN. Os espermatozóides são potencialmente susceptíveis a danos peroxidativos causados pelo excesso de ROS devido a quantidades elevadas de ácidos gordos polinsaturados nos fosfolípidos da membrana e ao citoplasma escasso. No presente estudo, a adição de catalase reduziu a fragmentação do ADN, especialmente a 600 U/mL na preservação líquida do sémen caprino. Além disso, mantém a integridade das membranas plasmática e mitocondrial e a estrutura do citoesqueleto dos flagelos dos espermatozóides como efeitos protetores das células. A catalase também protegeu o nível de TAC no extensor de sémen, o que ajuda a manter o transporte da membrana (Alvarez e Storey 1992) e a fertilidade dos espermatozóides.

Os níveis enzimáticos do plasma seminal são muito importantes para o metabolismo do esperma, bem como para a função do esperma (Brooks 1990). Por isso, as estimativas destas enzimas têm sido recomendadas como marcadores da qualidade do sémen, uma vez que indicam danos nos espermatozóides (Pesch *et al.* 2006). AST, ALT e LDH são essenciais para processos metabólicos que fornecem energia para a sobrevivência, motilidade e fertilidade dos espermatozóides e estas actividades de transaminase no sémen são bons indicadores da qualidade do sémen porque medem a estabilidade da membrana do esperma (Corteel 1980). Assim, o aumento da percentagem de espermatozóides anormais no ejaculado causa alta concentração de enzimas transaminase no fluido extracelular devido a danos na membrana do esperma e facilidade de fuga de enzimas dos espermatozóides (Gundogan 2006). Além disso, o aumento das actividades de AST, ALT e LDH do plasma seminal e do sémen durante o armazenamento pode ser devido à instabilidade estrutural do esperma (Buckland 1971). No presente estudo, a fuga de enzimas intracelulares, como a AST, foi significativamente reduzida nos grupos tratados com 600 U/mL do que nos grupos de controlo não tratados (11,76%) ou tratados com catalase (300 U/mL; 3,52% ou 900 U/mL; 3,73%). Foi observada uma observação semelhante na fuga de ALT (15,45, 4,34 ou 2,46%, respetivamente). Da mesma forma, outra enzima LDH também revelou que a fuga foi significativamente reduzida em 600 U/mL do que nos grupos de 300 U/mL (3,05%) ou 900 U/mL (4,97%) ou de controlo (5,65%) (Figura 3). As enzimas como os níveis de AST e ALT no plasma seminal são muito importantes para o metabolismo dos espermatozóides, bem como para a função espermática (Brooks 1990), fornecem energia para a sobrevivência, motilidade e fertilidade dos espermatozóides e estas actividades de transaminase no sémen são bons indicadores da qualidade do sémen porque medem a estabilidade da membrana espermática (Corteel 1980). Assim, o aumento da percentagem de espermatozóides anormais na preservação provoca alta concentração de enzimas transaminase no fluido extracelular devido a danos na membrana do esperma e facilidade de fuga de enzimas dos espermatozóides (Gundogan 2006). Além disso, o aumento das actividades AST e ALT do plasma seminal e do sémen em conservação líquida pode ser devido à instabilidade estrutural do esperma (Buckland 1971). No presente estudo, os níveis de AST e ALT foram mais baixos no sémen líquido preservado a 600 U/ml de catalase, uma vez que estabiliza a integridade da membrana do acrossoma, plasma, mitocôndrias e flagelos do esperma.

O colesterol foi significativamente mais elevado em 600 U/mL do que em 300 ou 900 U/mL ou em grupos de controlo não tratados. A catalase 600 U/mL teve um colesterol espermático significativamente mais elevado do que no controlo (11,12%) ou 300 U/mL (12,37%) ou 900 U/mL (11,63%) em patos de cabra. A catalase impede o efluxo de colesterol da membrana espermática e a produção de MDA em diluentes, o que indica que previne a capacitação prematura e a reação acrossomal que atua como um antioxidante (Perumal *et al.* 2013).

Juntamente com os fosfolípidos, o colesterol é necessário para a integridade física da célula e assegura a fluidez da membrana celular. O colesterol desempenha um papel especial na membrana do espermatozoide porque a sua libertação da membrana do espermatozoide inicia o passo chave no processo de capacitação e reação de acrossoma que é crucial para a fertilização. Além disso, a adição de colesterol aos diluentes antes da descongelação aumenta a resistência dos espermatozóides ao stress causado pelos procedimentos de congelação-descongelação, preservando a motilidade dos espermatozóides e o potencial de fertilização (Moore *et al.* 2005). No presente estudo, o efluxo de colesterol e a produção de MDA foram diminuídos no grupo tratado com catalase em comparação com o grupo de controlo não tratado. Por conseguinte, as amostras de sémen tratadas com catalase apresentaram um maior poder de resistência ao frio do que o grupo de controlo não tratado. No presente estudo, observou-se que os parâmetros do esperma que recebeu 600 U/mL de catalase foram significativamente mais elevados do que os dos outros grupos de tratamento e de controlo.

O perfil antioxidante, como o TAC, foi mais elevado e o perfil de stress oxidativo, como o MDA, foi significativamente mais baixo em 600 U/mL do que em 300 U/mL ou 900 U/mL ou em grupos de controlo não tratados. A catalase 600 U/mL apresentou perfis antioxidantes significativamente mais elevados e um MDA mais baixo do que no controlo (11,43-18,89% e 17,74%) ou 300 U/mL (8,28-16,76% e 5,42%) ou 900 U/mL (7,98-13,37% e 6,46%) em cabras. No presente estudo, a TAC foi mais elevada no plasma seminal do sémen adicionado de catalase, uma vez que esta mantém o sistema antioxidante no armazenamento líquido do sémen de cabra. Mas, normalmente, o plasma seminal é uma fonte potente deste antioxidante, a catalase (Kobayashi *et al.* 1991). Os altos níveis de material poliinsaturado facilmente peroxidável expõem os espermatozóides a um stress oxidativo excessivo e a atividade da catalase das amostras de esperma é um bom preditor do seu tempo de sobrevivência. A catalase, quando aplicada a uma dose de 600 U/mL, melhorou a motilidade dos espermatozóides durante a preservação e apresentou propriedades antioxidantes, elevando a concentração de TAC. Além disso, a catalase, um crioprotetor permeável, age como antioxidante e causa rearranjo de lipídios e proteínas da membrana, o que resulta em aumento da fluidez da membrana, maior desidratação a temperaturas mais baixas e, portanto, maior capacidade de sobrevivência dos espermatozóides durante a preservação (Holt 2000).

No presente estudo, a concentração de antioxidantes foi maior e a produção de MDA foi significativamente menor no sémen tratado com catalase. Geralmente, tanto os espermatozóides como o plasma seminal contêm antioxidantes como a cisteína, taurina, glutationa reduzida, catalase, glutationa peroxidase e superóxido dismutase (Agarwal e Prabakaran 2005). Uma concentração mais elevada de material polinsaturado facilmente peroxidável expõe os espermatozóides a um stress oxidativo excessivo e a atividade da superóxido dismutase das amostras de esperma é um bom indicador do seu tempo de sobrevivência. A catalase a uma dose de 600 U/mL melhorou significativamente os perfis de qualidade do esperma durante a preservação líquida e exibiu os caracteres antioxidantes, elevando a concentração de antioxidantes.

No presente estudo, a análise de correlação revelou que SQPs como motilidade progressiva para a frente, vivacidade, integridade acrossomal, integridade da membrana plasmática e integridade nuclear, antioxidantes (TAC) e perfil bioquímico como colesterol espermático tiveram correlação positiva significativa entre si, enquanto esses perfis tiveram correlação negativa significativa com TSA, AST, ALT, LDH e MDA em espermatozóides tratados com catalase. Esta pode ser uma das razões para a melhoria da motilidade, viabilidade, membrana plasmática e acrossoma e integridade do ADN dos espermatozóides, diluídos na presença de catalase no extensor de sémen.

O presente estudo concluiu que a adição de 600 U/mL de catalase ao extensor de sémen reduziu o stress físico e oxidativo, aumentou os níveis de antioxidantes, melhorou os parâmetros de qualidade do sémen e diminuiu a fuga de enzimas e a formação de radicais livres no sémen de cabras Teressa. Apesar dos resultados positivos, presume-se que as células de esperma tratadas com catalase mostrarão um melhor nível de potencial de fertilização em estudos de fertilidade in-vitro ou in-vivo com uma maior taxa de gravidez no campo.

REFERÊNCIAS

Agarwal A, Gupta S e Sharma R. 2016. Procedimento de coloração com Eosina-Nigrosina. In: Agarwal A, Gupta S, Sharma R. (Eds.), Andrological evaluation of male infertility. Springer. https://doi.org/10.1007/978-3- 319-26797-5 8

Agarwal A, Prabakaran S A. 2005. Mechanism, measurement, and prevention of oxidative stress in male reproductive physiology (Mecanismo, medição e prevenção do stress oxidativo na fisiologia da reprodução masculina). *Indian Journal OfExperimental Biology* 43(11): 963-74.

Agarwal A, Virk G, Ong C e Plessis S. 2014. Efeito do stress oxidativo na reprodução masculina. *Revista Mundial de Saúde Masculina* 32: 1.

Aitken J e Fisher H. 1994. Reactive oxygen species generation and human spermatozoa: the balance of benefit and risk. *Bioassays* 16(4): 259-267.

Aitken R J, De Luliis G N, Finnie J M, Hedges A e McLachlan R. 2010. Análise das relações entre stress oxidativo, danos no ADN e vitalidade dos espermatozóides numa população de pacientes: desenvolvimento de critérios de diagnóstico. *Reprodução Humana* 25(10): 2415-2426.

Alvarez J G e Storey B T. 1992. Evidência de aumento do dano peroxidativo lipídico e perda da atividade da superóxido dismutase como um modelo de dano crio sub-letal ao esperma humano durante a criopreservação. *Journal of Andrology* 13(3): 232-41.

Amoah E A e Gelaye S. 1997. Avanços biotecnológicos na reprodução de cabras. *Jornal de Ciência Animal* 75: 578-85.

Anchordoguy T, Carpenter J, Looms S e Crowe J. 1988. Mechanisms of interaction of amino acids with phospholipids bilayers during freezing (Mecanismos de interação de aminoácidos com bicamadas de fosfolípidos durante a congelação). *Biochemical and Biophysical Ata* 946: 505-12.

Asadpour R, Jafari R e Tayefi-Nasrabadi H. 2012. O efeito da suplementação antioxidante em extensores de sémen na qualidade do sémen e na peroxidação lipídica de espermatozóides de touro refrigerados. *Iranian Journal of Veterinary Research* 13(3): 246 - 249.

Barth A D e Oko R J. 1989. Preparação do sémen para exame morfológico. In: Morfologia anormal de espermatozóides bovinos. Ames, IA: Iowa State University Press; pp. 8-18.

Baumber J, Ball B A e Linfor J J. 2005. Avaliação da criopreservação de espermatozóides de equídeos na presença de enzimas e antioxidantes. *Jornal Americano de Investigação Veterinária* 66(5): 772-9.

Baumber J, Ball B A, Gravance C G, Medina V e Davies-Morel M C G. 2000. The effect of reactive oxygen species on equine sperm motility, viability, acrosomal integrity, mitochondrial membrane potential and membrane lipid peroxidation. *Journal of Andrology* 21: 895-902.

Bilodeau JF, Blanchette S, Gagnon C e Sirard MA. 2001. Os tióis previnem a perda de motilidade espermática mediada por H_2O_2 no sémen de touro criopreservado. *Theriogenology* 56(2): 275-286.

Brooks D E. 1990. Biochemistry of the male accessory glands

(Bioquímica das glândulas acessórias masculinas). In: Fisiologia da reprodução de Marshall. Ed: G. E. Lamming, 4ª ed., Edimburgo, Churchill Livingstone, pp. 569-690.

Buckland R B. 1971. A atividade de seis enzimas do plasma seminal e do esperma de galinha. 1. Efeito do armazenamento in vitro e de famílias de irmãos completos na atividade enzimática e na fertilidade. *Poultry Science* 50(6): 1724-1734.

Cocchia N, Pasolini MP, Mancini R, Petrazzuolo O, Cristofaro I, Rosapane I, Sica A, Tortora G, Lorizio R, Paraggio G e Mancini A. 2011. Efeito da suplementação de proteína sod (superóxido dismutase) em extensores de sêmen na motilidade, viabilidade, estado do acrossoma e fosforilação da proteína ERK (quinase regulada por sinal extracelular) de espermatozóides de garanhões resfriados. *Theriogenology* 75: 1201-1210.

Corteel J M. 1980. Effects du plasma séminal sur la survie et la fertilité des spermatozoids conservés in vitro. *Reproduction Nutrition Development* 20(4): 1111-1123.

de Lamirande E e Gagnon C. 1995. Impacto das espécies reactivas de oxigénio nos espermatozóides: A balancing act between beneficial and detrimental effects. *Human Reproduction* 10(1): 15-21.

El- Sisy GA, El- Nattat WS e El- Sheshtawy RI. 2008. Efeito da superóxido dismutase e catalase na viabilidade de espermatozóides de búfalo criopreservados. *Global Veterinaria* 2(2): 61-65.

Gangwar C, Saxena A, Patel A, Singh S P, Yadav S, Kumar R e Singh

V. 2018. Efeito da suplementação de glutationa reduzida na criopreservação induzida por crioinjúrias de esperma no sémen de touro Murrah. *Animal Reproduction Science* 192: 171-8.

Gavella M, Lipovac V, Vucic M e Rocic B. 1996. Relação da atividade do esperma do tipo superóxido dismutase com outras enzimas específicas do esperma e peroxidação lipídica induzida experimentalmente em homens inférteis. *Andrologia.* 28(4): 223-229.

Griveau J F, Dumont E, Renard P, Callegari J P e Le Lannou D. 1995. Reactive oxygen species, lipid peroxidation and enzymatic defence systems in human spermatozoa. *Jornal de Reprodução e Fertilidade* 103(1): 17-26.

Gundogan M. 2006. Alguns parâmetros reprodutivos e constituintes do plasma seminal em relação à estação do ano em carneiros Akkaraman e Awassi. *Jornal Turco de Veterinária e Ciência Animal* 30(1): 95-100.

Holt WV. 2000. Fundamental aspects of sperm cryobiology: the importance of species and individual differences. *Theriogenology* 53(1): 47-58.

Jayaganthan P, Perumal P, Balamurugan T C, Verma R P, Singh L P, Pattanaik A K e Meena K. 2013. Efeitos da suplementação com *Tinospora cordifolia* na qualidade do sémen e no perfil hormonal do carneiro. *Ciência da Reprodução Animal* 140(1): 47-53.

Jeyakumar S, Sunder J, Yadav S P, De A K, Kundu A, Kundu M S e

Sujatha T. 2020. Estimativa da diversidade genética entre a população de cabras Teressa das ilhas A e N utilizando marcadores de microssatélites. *Jornal Indiano de Investigação Animal* 54(12): 1465-9.

Jeyendran R S, Van der Ven H H, Perez-Pelaez M, Crabo B G e Zaneveld L J. 1984. Desenvolvimento de um ensaio para avaliar a integridade funcional da membrana do esperma humano e a sua relação com outras características do sémen. *Journal of Reproduction and Fertility* 70(1): 219-28.

Kankofer M, Kolm G, Aurich J e Aurich C. 2005. Atividade da glutationa peroxidase, superóxido dismutase e catalase e intensidade da peroxidação lipídica no sémen de garanhão durante o armazenamento a 5°C. *Theriogenology* 63(5): 1354-1365.

Kobayashi M, Kakizono T e Nagai S. 1991. Produção de astaxantina por uma alga verde, *Haematococcus pluvialis*, acompanhada de alterações morfológicas em meio de acetato. *Jornal de Fermentação e Bioengenharia* 71(5): 335 - 339.

Maxwell W M e Salamon S. 1993. Armazenamento líquido de sémen de carneiro: uma revisão. *Reproduction, Fertility and Development* 5: 613-38.

Moore A I, Squires E L e Graham J K. 2005. Adiciona colesterol à membrana plasmática do espermatozoide de garanhão e melhora a criosupervivência. *Cryobiology* 51(3): 241-249.

O'Hara L, Hanrahan J P, Richardson L, Donovan A, Fair S, Evans A C

O e Lonergan P. 2010. Efeito da duração do armazenamento, temperatura de armazenamento e diluente sobre a viabilidade e fertilidade do esperma fresco de carneiro. *Theriogenology* 73: 541-9.

Perumal P, Chamuah J K e Rajkhowa C. 2013. Efeito da catalase no armazenamento líquido (5^0 C) do sémen de mithun *(Bos frontalis)*. *Asian Pacific Journal ofReproduction* 2(3): 209-14.

Perumal P, Chamuah J K, Nahak A K e Rajkhowa C. 2015. Efeito da melatonina no armazenamento líquido (5°C) do sémen com estudo retrospetivo da taxa de parto em diferentes estações do ano em mithun (*Bos frontalis)*. *Asian Pacific Journal of Reproduction* 4(1): 1-12.

Perumal P, Chang S, Baruah K K e Srivastava N. 2018. A administração de melatonina exógena de liberação lenta modula os perfis de estresse oxidativo e a capacidade de fertilização *in vitro* dos espermatozóides de mithun criopreservados. *Theriogenology* 120: 79-90.

Perumal P, Chang S, Khate K, Vupru K e Bag S. 2019. A suplementação alimentar de óleo de linhaça modula a produção de sémen e os seus parâmetros de qualidade, congelabilidade, perfis de stress oxidativo, biometria escrotal e testicular e perfis endocrinológicos em mithun. *Theriogenology* 136: 47-59.

Perumal P, Selvaraju S, Barik A K, Mohanty D N, Das S e Mishra P C. 2011b. Role of reduced glutathione in improving post-thawed frozen seminal characters of poor freezable Jersey crossbred bull semen. *Indian Journal of Animal Sciences* 81(8): 807-10.

Perumal P, Selvaraju S, Selvakumar S, Barik A K, Mohanty D N, Das R K, Das S e Mishra P C. 2011a. Effect of pre-freeze addition of cysteine hydrochloride and reduced glutathione in semen of crossbred Jersey bulls on sperm parameters and conception rates. *Reprodução em animais domésticos* 46(4): 636-41.

Perumal P, Vupru K e Rajkhowa C. 2013. Efeito da adição de glutationa reduzida no armazenamento líquido (5°C) do sémen de mithun *(Bos frontalis)*. *Jornal Indiano de Ciências Animais* 83(10): 1024-8.

Perumal P, Vupru K e Rajkhowa C. 2013. Efeito da adição de taurina no armazenamento líquido (5° C) do sémen de mithun (*Bos frontalis)*. *Medicina Veterinária Internacional* 2013: 1-7; Artigo ID 165348.

Perumal P, Vupru K e Rajkhowa C. 2014. Efeito da adição de cloridrato de cisteína no armazenamento líquido (5° C) do sémen de mithun (*Bos frontalis*). *Indian Veterinary Journal* 91(2):76-8.

Perumal P, Vupru K e Rajkhowa C. 2015. Efeito da adição de trealose no armazenamento líquido (5° C) do sémen de mithun (*Bos frontalis*). *Indian Journal of Animal Research* 49(6): 837-46.

Perumal P. 2014. Efeito da superóxido dismutase no armazenamento líquido (5° C) do sémen de mithun (*Bos frontalis*). *Journal of Animals* 2014: 1-9; Artigo ID 821954.

Pesch, S., Bergmann, M. e Bostedt, H. (2006). Determinação de algumas enzimas e macro e microelementos no plasma seminal de garanhões e suas correlações com a qualidade do sémen. *Theriogenology*. 66: 307-313.

Salisbury G W, Van Demark N L e Lodge J R. 1978. Physiology of Reproduction and Artificial Insemination of cattle (Fisiologia da reprodução e inseminação artificial de bovinos). H. Freeman e Comp. São Francisco. U.S.A.

Shoae A e Zamiri M J. 2008. Efeito do hidroxitolueno butilado nos espermatozóides de touro congelados em extensor de gema de ovo-citrato. *Animal Reproduction Science* 104(2-4): 414-8.

Sikka S C. 1996. Oxidative stress and role of antioxidants in normal and abnormal sperm function. *Frontiers in Bioscience* 1: 78-86.

Sinha M P, Sinha A K, Singh B K e Prasad P L. 1996 The effect of glutathione on the motility, enzyme leakage and fertility of frozen goat semen. *Theriogenology* 41: 237-43.

Suleiman S A, Ali M E, Zaki M S, Malik E M E A e Nast M A. 1996. Peroxidação lipídica e motilidade dos espermatozóides humanos: papel protetor da vitamina E. *Journal of Andrology* 17(5): 530-537.

Watson P F. 1975. Utilização de uma coloração Giemsa para detetar alterações nos acrossomas de espermatozóides de carneiro congelados. *Veterinary Record* 97: 12-5.

Wen F, Li Y, Feng T, Du Y, Ren F, Zhang L, Han N, Ma S, Li F, Wang P e Hu J. 2019. O extrato de procianidina de semente de uva (GSPE) melhora a qualidade do esperma de cabra quando preservado a 4 C.

Animais 9. https://doi.org/10.3390/ani9100810

Table 1. Comparison of quality parameters of liquid stored Teressa goat spermatozoa following preservation with Catalase (0 U/ml, 300 U/ml, 600 U/ml and 900 U/ml) (Mean ± SEM)

Total Motility						
	30 min	12 h	24 h	48 h	60 h	72 h
Gr 1	86.35±1.13aA	70.46±1.12aB	58.85±0.78aC	49.57±0.73aD	40.69±0.67aE	35.22±0.53aF
Gr 2	86.35±1.13aA	73.64±1.21bB	66.35±0.86bC	59.35±0.65bD	49.57±1.01bE	44.35±0.67bF
Gr 3	86.35±1.13aA	79.56±0.82cAB	75.64±0.73cBC	71.38±0.68cC	65.73±0.86cD	55.42±0.58cE
Gr 4	86.35±1.13aA	69.84±0.68aB	60.24±0.58aC	51.56±0.74aD	42.36±0.79aE	37.68±0.70aF
Viability						
	30 min	12 h	24 h	48 h	60 h	72 h
Gr 1	84.75±0.89aA	69.57±0.89aB	60.58±0.82aC	50.34±0.62aD	41.47±0.74aE	36.35±0.66aF
Gr 2	84.75±0.89aA	77.42±1.13bB	69.96±0.79bC	60.45±0.76cD	51.68±0.83bE	45.43±0.73cF
Gr 3	84.75±0.89aA	83.75±0.74cA	73.56±1.11cB	74.67±0.85dC	67.59±0.78cD	56.74±0.83dE
Gr 4	84.75±0.89aA	71.36±0.82aB	62.75±0.78aC	53.67±0.75bD	43.33±0.72aE	39.52±0.76bF
Total Sperm Abnormality						
	30 min	12 h	24 h	48 h	60 h	72 h
Gr 1	6.62±0.18aA	10.17±0.32bB	13.29±0.67bC	14.74±0.64dD	16.29±0.45cE	17.85±0.56cF
Gr 2	6.62±0.18aA	8.96±0.67abB	9.85±0.42aB	12.52±0.46bC	14.07±0.28bD	15.17±0.43bD
Gr 3	6.62±0.18aA	7.85±0.43aB	8.96±0.50aC	9.85±0.31aC	11.25±0.43aD	11.96±0.34aD
Gr 4	6.62±0.18aA	10.18±0.45bB	12.18±0.47bC	13.76±0.39cD	15.18±0.48cE	15.85±0.38bE
Acrosomal Integrity						
	30 min	12 h	24 h	48 h	60 h	72 h
Gr 1	85.78±1.21aA	70.26±1.11aB	62.68±0.53aC	51.85±0.75aD	44.36±0.66aE	39.73±0.72aF
Gr 2	85.78±1.21aA	78.75±0.68bB	71.86±0.74bC	61.64±0.84bD	53.43±0.92bE	46.14±0.58bF
Gr 3	85.78±1.21aA	84.86±0.79cA	78.79±0.65cB	74.45±0.69cC	68.35±1.13cD	53.63±0.67cE
Gr 4	85.78±1.21aA	72.56±0.72aB	63.75±1.15aC	53.68±1.12aD	46.85±0.74aE	41.72±0.48aF
Plasma membrane Integrity						
	30 min	12 h	24 h	48 h	60 h	72 h
Gr 1	84.45±0.98aA	68.35±1.12aB	59.56±0.83aC	49.92±0.87aD	42.66±0.52aE	37.17±0.56aF
Gr 2	84.45±0.98aA	76.86±0.54bB	68.25±0.72bC	59.84±1.15bD	51.92±0.63cE	46.74±0.72cF
Gr 3	84.45±0.98aA	82.47±0.78cA	76.38±0.65cB	72.33±0.82cC	66.84±0.74dD	50.33±0.66dE
Gr 4	84.45±0.98aA	70.65±0.67aB	61.76±0.54aC	52.18±1.12aD	44.68±0.65bE	40.52±0.57bF
Nuclear Integrity						
	30 min	12 h	24 h	48 h	60 h	72 h
Gr 1	83.56±0.79aA	69.75±0.72aB	63.92±0.87aC	52.67±0.87aD	45.36±1.13aE	39.76±0.68aF
Gr 2	83.56±0.79aA	77.18±0.65bB	70.59±0.78bC	61.45±0.63bD	54.18±0.74bE	47.68±0.72bF
Gr 3	83.56±0.79aA	81.16±0.82cA	79.75±0.66cB	74.87±0.76cC	70.12±0.85cD	55.57±0.79cE
Gr 4	83.56±0.79aA	71.23±0.70aB	64.34±0.73aC	53.56±0.82aD	45.25±0.79aE	39.75±0.67aF

Means bearing different superscripts within rows (A, B, C, D, E and F) and columns (a, b, c and d) differ significantly ($P < 0.05$), n = 25. Gr 1: Control (0 U/ml), Gr 2: 300 U/ml, Gr 3: 600 U/ml and Gr 4: 900 U/ml.

Table 2. Comparison of biochemical attributes of liquid stored Teressa goat semen following preservation with Catalase (0 U/ml, 300 U/ml, 600 U/ml and 900 U/ml) (Mean ± SEM)

Total Cholesterol (μg/10^8 sperm)						
	30 min	12 h	24 h	48 h	60 h	72 h
Gr 1	27.49±0.72aA	18.84±0.43aB	14.47±0.48aC	11.35±0.42aD	8.58±0.36aE	5.36±0.46aF
Gr 2	27.49±0.72aA	21.36±0.55bcB	17.14±0.32bC	11.92±0.63aD	8.81±0.58aE	5.70±0.57aF
Gr 3	27.49±0.72aA	23.67±0.43cB	20.33±0.47cC	16.03±0.51bD	12.70±0.47bE	9.82±0.49bF
Gr 4	27.49±0.72aA	20.25±0.64abB	17.83±0.49bcB	12.22±0.44aC	8.25±0.40aD	7.23±0.34aD
Total antioxidant capacity (mM/L)						
	30 min	12 h	24 h	48 h	60 h	72 h
Gr 1	1.62±0.05aA	1.18±0.04aB	0.98±0.05aBC	0.88±0.04aCD	0.74±0.05aDE	0.62±0.04aE
Gr 2	1.62±0.05aA	1.17±0.05aB	1.05±0.04abBC	0.95±0.05abCD	0.83±0.04abDE	0.73±0.05abE
Gr 3	1.62±0.05aA	1.42±0.04bB	1.14±0.06bC	1.03±0.05bCD	0.92±0.06bDE	0.83±0.04bE
Gr 4	1.62±0.05aA	1.16±0.03aB	1.06±0.06abBC	0.84±0.06aCD	0.73±0.05aDE	0.64±0.04aE
Malondialdehyde (nM/10^8 sperm)						
	30 min	12 h	24 h	48 h	60 h	72 h
Gr 1	2.42±0.04aA	3.10±0.04bB	3.64±0.06cC	4.13±0.04cD	4.75±0.06cE	5.23±0.03cF
Gr 2	2.42±0.04aA	2.73±0.04abB	3.25±0.05bC	3.63±0.05bD	4.13±0.04bE	4.32±0.04bF
Gr 3	2.42±0.04aA	2.52±0.05aB	2.73±0.04aC	3.25±0.06aD	3.74±0.04aE	3.83±0.05aE
Gr 4	2.42±0.04aA	2.73±0.06abB	3.27±0.04bC	3.64±0.05bD	4.14±0.05bE	4.25±0.04bF
Aspartate amino transferase (U/L)						
	30 min	12 h	24 h	48 h	60 h	72 h
Gr 1	46.24±0.65aA	63.75±0.79cB	78.35±0.78dC	87.04±0.87dD	96.12±0.57dE	106.14±1.64dF
Gr 2	46.24±0.65aA	59.35±0.67bB	70.64±0.67bC	75.23±0.65bD	79.34±0.63bE	85.64±0.74bF
Gr 3	46.24±0.65aA	53.43±0.74aB	65.78±0.76aC	68.53±0.55aD	72.75±0.86aE	75.73±0.67aF
Gr 4	46.24±0.65aA	62.56±0.63cB	75.14±1.15cC	80.92±0.74cD	85.84±0.68cE	92.47±0.73cF
Alanine amino transferase (U/L)						
	30 min	12 h	24 h	48 h	60 h	72 h
Gr 1	15.77±0.35aA	21.82±0.43dB	24.45±0.32dC	29.17±0.43dD	36.39±0.38cE	41.57±0.68dF
Gr 2	15.77±0.35aA	19.68±0.31bB	21.86±0.31bC	24.16±0.51bD	27.62±0.33bE	31.49±0.56bF
Gr 3	15.77±0.35aA	16.73±0.32aB	17.93±0.42aC	19.18±0.49aD	21.82±0.45aE	26.51±0.49aE
Gr 4	15.77±0.35aA	20.84±0.34cB	23.26±0.54cC	26.28±0.37cD	28.66±0.56bE	33.16±0.44cF
Lactate dehydrogenase (U/L)						
	30 min	12 h	24 h	48 h	60 h	72 h
Gr 1	247.45±4.65aA	296.73±4.23cB	321.56±3.38dC	367.28±3.84cD	402.67±3.66cE	458.93±3.28dF
Gr 2	247.45±4.65aA	284.67±4.56bB	302.68±3.87bC	343.63±4.37bD	387.26±4.73bE	402.27±4.18bF
Gr 3	247.45±4.65aA	267.24±3.85aB	287.75±3.95aC	312.46±4.64aD	337.74±4.36aE	389.63±3.99aF
Gr 4	247.45±4.65aA	285.23±3.97bB	315.64±3.25cC	367.94±3.75cD	396.17±3.83cE	428.28±4.27cF

Means bearing different superscripts within rows (A, B, C, D, E and F) and columns (a, b, c and d) differ significantly ($P < 0.05$), n = 25. Gr 1: Control (0 U/ml), Gr 2: 300 U/ml, Gr 3: 600 U/ml and Gr 4: 900 U/ml.

Capítulo 7 ; Albumina sérica bovina na conservação do sémen de pequenos ruminantes

P. PERUMAL

ICAR-Central Island Agricultural Research Institute, Port Blair-744105, Ilhas Andaman e Nicobar, Índia

RESUMO

Avaliou-se o efeito da albumina de soro bovino (BSA) no extensor de sémen sobre os parâmetros de qualidade do sémen de um macho da raça Teressa. Um total de 25 amostras de sémen de seis patos foram seleccionadas para o estudo. Os espermatozóides foram incubados em 5 mg/mL, 10 mg/mL e 20 mg/mL de BSA como Gr II, III e IV, respetivamente. As amostras de sémen armazenadas em meio líquido foram analisadas quanto à motilidade, viabilidade, anomalia total dos espermatozóides, membrana plasmática, integridade acrossomal e nuclear, enzimas intracelulares (aspartato aminotransferase; AST, alanina aminotransferase; ALT e lactato desidrogenase; LDH), efluxo de colesterol, capacidade antioxidante total seminal (TAC) e malondialdeído (MDA) em comparação com o grupo de controlo (Gr I) durante 96 horas. Os resultados revelaram que o sémen tratado com BSA (10 mg/mL) tinha significativamente ($P<0{,}05$) maior motilidade, viabilidade, membrana plasmática, integridades acrossomal e nuclear e TAC e tinha significativamente ($P<0{,}05$) menores anomalias espermáticas totais, AST, ALT, LDH, MDA e efluxo de colesterol em comparação com os de outros grupos tratados com BSA e de controlo em diferentes horas de armazenamento líquido. Os parâmetros de qualidade do sêmen e os antioxidantes mostraram uma tendência crescente e as anormalidades totais do esperma, MDA, vazamento de enzimas intracelulares e efluxo de colesterol mostraram uma tendência decrescente do Gr I ao Gr III e, em seguida, tendências opostas do Gr III ao Gr IV em diferentes horas de armazenamento líquido. Assim, 10 mg/mL de BSA foi a dose adequada para a conservação do sémen líquido em cabras Teressa.

Palavras-chave: albumina de soro bovino, sémen, cabra Teressa, Andaman e
Ilhas Nicobar

Introdução

A cabra Teressa é uma raça de caprinos ameaçada de extinção nas ilhas Andaman e Nicobar, na Índia; por conseguinte, é necessário prestar maior atenção à sua conservação *in situ/ex situ* (Jeyakumar *et al.* 2020). Devido ao efeito combinado de graves tensões térmicas, de marcha e nutricionais durante a estação seca do verão, a cabra Teressa apresenta um fraco desempenho reprodutivo e produtividade nas ilhas Andaman e Nicobar. O recenseamento dos efectivos pecuários (Governo da Índia) revelou que a população de cabras diminuiu de 2007 a 2019 (4,25 %) nas ilhas Andaman e Nicobar devido a várias razões, incluindo a consanguinidade intensiva, a falta de reprodutores adequados e a gestão da reprodução.

A inseminação artificial (IA) é uma ferramenta biotecnológica mais comum, simples e económica para uma ampla distribuição de germoplasma de elite de espécies animais, em comparação com outras técnicas de reprodução assistida, como a transferência de embriões, etc.

A preservação do sémen é um passo importante na IA, que mantém o esperma por um período mais longo com boa fertilidade e fácil transporte de germoplasma de elite em todo o mundo (Wen *et al.* 2019). A IA pode ser feita com o uso de sémen líquido ou congelado; no entanto, o sémen líquido mostrou taxas de gravidez significativas em comparação com o sémen congelado (Maxwell e Salamon 1993). Além disso, foi referido que, à medida que a duração da conservação aumentava, a qualidade do sémen e a taxa de conceção diminuíam

(O'Hara *et al.* 2010). A deterioração da qualidade do sémen e a redução da taxa de conceção em sémen preservado são causadas por vários factores e um desses factores é o stress oxidativo devido à geração de espécies reactivas de oxigénio (ROS) no momento da diluição, processamento e preservação do sémen. Os peróxidos lipídicos no plasma seminal foram responsáveis pela infertilidade em 30% a 40% dos homens (Agarwal *et al.* 2014). O armazenamento a frio ou líquido do esperma a uma temperatura refrigerada é utilizado para abrandar o metabolismo e manter o esperma viável durante um período de tempo mais longo. Os antioxidantes desempenham um papel essencial na eliminação de ROS que, por sua vez, desencadeia a peroxidação lipídica nas membranas plasmáticas dos espermatozóides (Baumber *et al.* 2000). Foi relatado que tanto os espermatozóides quanto o plasma seminal contêm sistemas de defesa antioxidante como cisteína, taurina, glutationa reduzida, catalase, glutationa peroxidase e superóxido dismutase (Agarwal e Prabakaran 2005). No entanto, o sistema antioxidante varia em diferentes espécies animais; portanto, os antioxidantes indígenas não foram suficientes para proteger os espermatozóides do stress oxidativo (Baumber *et al.* 2005). Durante o procedimento de diluição, processamento e preservação do sémen, o antioxidante total no sémen é utilizado e esgotado e, entretanto, as ROS são formadas espontaneamente pelos espermatozóides através do metabolismo aeróbico (Gangwar *et al.* 2018), resultando em desequilíbrio entre as actividades antioxidantes e pró-oxidantes, o que, por sua vez, causa peroxidação lipídica em ácidos gordos polinsaturados da membrana plasmática dos espermatozóides. As ERO induzem danos irreversíveis na morfologia e nas funções dos espermatozóides, o que, por sua vez, os torna subférteis ou inférteis. Estas ROS dificultam o sucesso da preservação do sémen e da tecnologia de IA. O método de preparação de extensor e a técnica de preservação de esperma foram obtidos a partir de esperma de touro e modificados para cabra (Amoah e Gelaye 1997). Além disso, a concentração de ácidos gordos poli-insaturados na membrana plasmática ou no sémen é maior e o esperma não tem um componente citoplasmático significativo que contenha antioxidantes na cabra, em comparação com outras espécies; portanto, o espermatozoide de cabra sofre mais do que outras espécies (Sinha *et al.* 1996). Por conseguinte, é necessário otimizar ou melhorar o extensor de sémen para obter uma melhor qualidade do sémen com uma fertilidade mais elevada através da utilização de aditivos ou antioxidantes adicionais adequados nas espécies caprinas em conservação líquida. A suplementação de antioxidantes exógenos no extensor de sémen (Perumal et al. *2011a*, Perumal *et al.* 2011a, Shoae e Zamiri 2008, Perumal *et al.* 2013) ou a alimentação de antioxidantes (Jayaganthan *et al.* 2013) ou a implantação de melatonina de libertação lenta (Perumal *et al.* 2018) ou óleo de linhaça (Perumal *et al.* 2019) foram tentadas para reduzir os efeitos deletérios do stress oxidativo durante a preservação do sémen. No entanto, nos últimos anos, os aditivos incluídos nos extensores, como glutationa (Perumal *et al.* 2013), taurina (Perumal *et al.* 2013), catalase (Perumal *et al.* 2013), trealose (Perumal *et al.* 2015), superóxido dismutase (Perumal 2014), melatonina (Perumal *et al.* 2015), cloridrato de cisteína (Perumal *et al.* 2014), etc., para melhorar a qualidade do sémen, bem como a fertilidade in *vivo* ou *in vitro* em espécies pecuárias.

A BSA é conhecida por eliminar os radicais livres para proteger a integridade da membrana das células espermáticas (Lewis *et al.* 1997). A adição de BSA ao sémen (Anghel *et al.* 2010, Uysal *et al.* 2007) tem demonstrado melhorar a motilidade do esperma e a integridade da membrana durante o armazenamento líquido. A adição de aditivos como BSA ao esperma de cabra (Anghel *et al.* 2010) e ao esperma de touro (Uysal *et al.* 2007) demonstrou proteger o esperma contra os efeitos deletérios ou prejudiciais das ROS e melhorar a motilidade do esperma e a integridade da membrana durante o armazenamento do esperma. A albumina é um importante antioxidante extracelular devido à sua propriedade de ligar íons metálicos de transição (Fe^{2+} e Cu^{+}), minimizando assim a formação de radical OH-, o promotor da peroxidação lipídica do esperma (Alvarez e Storey 1983). A análise da literatura disponível revelou que não há informações sobre o efeito da BSA no extensor de sémen nos parâmetros de qualidade do sémen ou na taxa de fertilidade em espécies caprinas das Ilhas Andaman e

Nicobar. Por conseguinte, o presente estudo formulou a hipótese de que a inclusão de BSA poderia melhorar os parâmetros de qualidade do sémen *in vitro* e os antioxidantes seminais e reduzir a fuga de enzimas intracelulares e o efluxo de colesterol no sémen de Teressa buck das Ilhas Andaman e Nicobar. Assim, o objetivo do presente estudo consistiu em avaliar os efeitos de diferentes concentrações de BSA no extensor de sémen sobre os parâmetros de qualidade do sémen in vitro, os antioxidantes seminais, a fuga de enzimas intracelulares e o efluxo de colesterol do sémen líquido conservado de pato Teressa das Ilhas Andaman e Nicobar.

MATERIAIS E MÉTODOS

Localização do estudo

O presente estudo foi realizado no âmbito do projeto de melhoramento de caprinos do ICAR-AICRP no ICAR-Central Island Agricultural Research Institute (ICAR-CIARI), em Port Blair, nas ilhas Andaman e Nicobar, na Índia, localizadas entre 6°45 e 13°41 de latitude norte e 92°12 e 93°57 de longitude leste. Esta experiência foi realizada no pico da estação seca de verão, ou seja, em janeiro (precipitação: 125,80 mm, THI: 84,16, hora de luz: 8,54 h) e fevereiro (precipitação: 13 mm, THI: 83,73, hora de luz: 9,37 h) nas Ilhas Andaman e Nicobar, Índia.

Animais de laboratório

Foram seleccionados para esta experiência seis (n=6) indivíduos saudáveis com um índice de condição corporal de 2,5 a 3,5 (boa condição). Foram seleccionados para a experiência cabritos da raça

Teressa com três a quatro anos de idade, pesando 34 a 36 kg. As cabras Teressa eram mantidas num sistema semi-intensivo que lhes permitia o acesso ao pasto natural das 7:30 às 12:00 horas e as mantinha no galpão o resto do dia. Os animais foram mantidos sob práticas de maneio uniformes, de acordo com o programa da exploração. De acordo com o programa da exploração, foram efectuados os procedimentos gerais de desparasitação, vacinação, prevenção de doenças, corte dos pêlos do pénis e aparo dos pés.

Conceção experimental

O extensor de sémen Tris-glicose-citrato-gema de ovo (TGCE) utilizado neste estudo continha Tris: 3,604 g, glicose: 1 g, ácido cítrico: 1,65 g, gema de ovo fresca: 10 mL, estreptomicina: 100 mg e penicilina: 1,00,000 UI e diferentes concentrações de BSA (5 mg/mL, 10 mg/mL e 20 mg/mL de BSA, no Grupo II ou III ou IV, respetivamente) para 100 mL de água desionizada. O extensor para o controlo (Grupo I) não continha BSA. O pH final do extensor de sémen foi ajustado para 6,8-7,0 nos três grupos experimentais. As amostras de sémen foram diluídas para manter a concentração de espermatozóides de 150 milhões/mL. Todas as amostras de sémen diluídas foram conservadas a uma temperatura refrigerada (5°C) durante cinco dias e as amostras de sémen foram avaliadas quanto a vários parâmetros de qualidade do sémen e perfis antioxidantes após 30 min, 12 h, 24 h, 48 h, 72 h e 96 h.

Recolha de sémen

Os ejaculados de sémen foram recolhidos de cada macho duas vezes por semana, entre as 6.00 e as 7.30 da manhã, utilizando o método padronizado da vagina artificial. Cada macho teve dois ejaculados recolhidos, com um intervalo de uma hora entre eles. Estes ejaculados foram colocados num banho de água (37 °C) imediatamente após a recolha do sémen e testados quanto às características de rotina da qualidade do sémen, tais como volume, cor, pH, concentração de espermatozóides e atividade de massa. Os ejaculados com uma ampla gama de pH, padrões de cor estranhos ou uma pequena quantidade foram rejeitados, enquanto os restantes ejaculados foram inspeccionados e processados para investigação posterior. Os ejaculados foram testados para parâmetros seminais de rotina e aceites para avaliação depois de cumprirem as normas do Protocolo Mínimo Padrão (MSP), tais como concentração: $>2,5 \times 10^9$ espermatozóides/mL; atividade de massa: >3+, motilidade individual: >70%, e anormalidade geral não superior a 10%. Seguindo a metodologia de seleção acima descrita, foram escolhidos 50 de 72 ejaculados (6 patos x 12 ejaculados). Na sequência das avaliações preliminares, dois ejaculados sucessivos do mesmo macho (doravante designados por "amostra", n = 25) foram agrupados e tratados com uma diluição inicial dupla com um extensor Tris-glicose-citrato-gema de ovo específico para caprinos, previamente aquecido (37 °C). Assim, 50 ejaculados escolhidos foram reunidos a partir de 72 colheitas originais para fornecer 25 amostras para a experiência. As amostras parcialmente diluídas foram transportadas para o laboratório num frasco isolado cheio de água quente (37 °C) para processamento posterior. As amostras de esperma diluídas foram retidas em tubos de vidro e arrefecidas de 37 para 5°C a uma taxa de 0,2-0,3°C/min, e depois mantidas a 5°C durante toda a experiência. As características da qualidade do esperma foram testadas após 30 min, 12 h, 24 h, 48 h, 72 h e 96 h.

Avaliação do sémen

Parâmetros seminais, como motilidade espermática (Salisbury *et al.* 1978), viabilidade e anormalidades morfológicas totais dos espermatozoides pela coloração de Eosina-Nigrosina (Agarwal *et al.* 2016), integridade acrossomal pela coloração de Giemsa (Watson 1975) e integridade da membrana plasmática pelo teste de dilatação hipo-osmótica (Jeyendran *et al.* 1984) e integridade nuclear pela técnica de coloração de Feulgen (Barth e Oko 1989) foram determinados com procedimentos padrão.

Ensaios bioquímicos

Uma alíquota de sémen de cada amostra foi centrifugada a 3000 × g durante 15 minutos a 4°C; os pellets de esperma foram separados e lavados por ressuspensão em tampão fosfato salino (PBS) e centrifugados (três vezes). Uma gota de plasma seminal foi examinada sob um microscópio de alta potência para determinar se estava livre de espermatozóides. Os espermatozóides foram adicionados a 1 mL de água desionizada após a centrifugação final, congelados e mantidos a -80°C para análise posterior. A concentração de espermatozóides foi avaliada no momento da estimativa e depois rediluída para incluir 150 milhões de células por mL. O MDA e o colesterol total foram medidos nos espermatozóides, enquanto AST, ALT, LDH e TAC foram avaliados no plasma seminal.

O nível de peroxidação lipídica dos espermatozóides foi medido pela determinação da produção de malondialdeído (MDA) usando ácido tiobarbitúrico (TBA) de acordo com o método de Suleiman *et al.* (1996). Os antioxidantes no plasma seminal (mM/L) foram estimados pelo kit de ensaio colorimétrico TAC (709001; Cayman Chemical Co., EUA) de acordo com as directrizes do fabricante. O conteúdo de colesterol nos espermatozóides foi estimado com o uso do kit de ensaio de colesterol (Span Diagnostics Ltd., Índia), e os resultados foram expressos como µg de colesterol/10^8 espermatozóides. As actividades de enzimas intracelulares, como AST, ALT e LDH, foram estimadas no plasma seminal com um kit de ensaio (Span Diagnostics Ltd., Índia).

Análise estatística

A análise estatística foi feita usando o procedimento PROC GLM do software Statistical Analysis Software (SAS, versão 9.3.1; SAS Institute, Inc., Cary, NC, 2011). A análise de variância (ANOVA) foi aplicada para determinar os efeitos da trealose nos parâmetros de qualidade do sêmen e nos perfis bioquímicos do sêmen líquido preservado e, para comparação múltipla, foi aplicado o teste de intervalo múltiplo de Duncan. Os dados sobre os parâmetros de qualidade do sémen e os perfis bioquímicos foram analisados através do procedimento de modelos lineares gerais (séries temporais com medidas repetidas). Os valores médios foram expressos como média ± SEM. As diferenças foram consideradas significativas se $P<0,05$.

RESULTADOS

O presente estudo revelou que o sêmen de cabra Teressa era principalmente de cor branca cremosa com um volume médio de 0,92 ± 0,23 mL, atividade de massa de 3,75 ± 0,05, pH de 6,88 ± 0,04,

concentração de 3,74 ± 0,07 × 10^9 espermatozóides por mL, motilidade de 86,16 ± 1,62%, viabilidade de 87,32 ± 0,93%, anormalidade espermática total de 6.26±0,16%, integridade acrossomal de 88,79±1,10%, integridade da membrana plasmática de 87,60±1,36%, integridade nuclear de 86,22±0,67%, TAC de 1,34±0.06 mM/L, MDA de 2,19±0,03 nM/10^8 espermatozóides, colesterol total de 26,99±0,88 pg/10^8 espermatozóides, AST de43,26±1,35 U/L, ALT de15,34±0,34 U/L e LDH de 215,94±3,10 U/L. Os resultados revelaram que o sémen tratado com BSA 10 mg/mL teve significativamente ($p < 0,05$) maior motilidade, viabilidade, membrana plasmática, integridade acrossomal e nuclear e TAC e teve significativamente ($p < 0,05$) menores anormalidades espermáticas totais, fuga de AST, ALT e LDH, MDA e efluxo de colesterol em comparação com os grupos de controlo, 5 mg/mL e 20 mg/mL de BSA tratados em diferentes horas de armazenamento líquido. Além disso, estes parâmetros de qualidade do sémen e antioxidantes mostraram uma tendência crescente e a anomalia total do esperma, MDA, fuga de enzimas intracelulares e efluxo de colesterol mostraram uma tendência decrescente do Gr I para o Gr III e depois tendências opostas do Gr III para o Gr IV em diferentes horas de armazenamento líquido. Assim, a BSA 10 mg/mL foi a dose óptima ou adequada para a conservação líquida do sémen de Teressa buck. Além disso, BSA 5 mg/mL e 20 mg/mL foram inferiores ao tratamento com 10 mg/mL para estas características do sémen, e houve uma diferença significativa ($P<0,05$) entre 5 mg/mL ou 20 mg/mL e 10 mg/mL para estas respostas. A partir dos dados deste experimento, ficou óbvio que a adição de BSA, especialmente a 10 mg/mL, ao diluente de sêmen resultou em uma melhoria significativa na qualidade do sêmen, na atividade antioxidante e na redução do efluxo de colesterol, no vazamento de enzimas intracelulares e na produção de MDA no sêmen caprino armazenado *in vitro* a 5°C por 30 min, 12 h, 24 h, 48 h, 72 h e 96 h (Tabela 1 e Tabela 2).

Imediatamente após a diluição (30 min), os grupos de tratamento e de controlo apresentavam motilidade espermática total, viabilidade, integridade acrossomal, integridade da membrana plasmática, integridade nuclear, anormalidade espermática total, TAC, MDA, AST, ALT e LDH semelhantes, ao passo que, nos intervalos de tempo subsequentes, estes parâmetros de qualidade do sémen e o TAC eram mais elevados e a anormalidade espermática, MDA, AST, ALT e LDH eram significativamente mais baixos ($P < 0,05$) nos grupos tratados com BSA, em comparação com o grupo de controlo. No entanto, parâmetros de qualidade do sémen e TAC significativamente mais elevados ($P < 0,05$) e menor anormalidade espermática, MDA, AST, ALT e LDH foram observados no grupo III contendo 10 mg/mL de BSA. Assim, os espermatozóides de pato tratados com 10 mg/mL de BSA tiveram maior qualidade seminal e TAC por mais tempo. Portanto, pode-se concluir que o BSA ajudou a manter a qualidade do esperma por mais tempo.

DISCUSSÃO

A inclusão de BSA no diluidor de sémen melhorou os parâmetros de qualidade do sémen e os perfis antioxidantes, diminuiu a fuga de enzimas intracelulares, evitou o efluxo de colesterol, reduziu a formação de MDA, as anomalias nucleares e as anomalias morfológicas totais do esperma de cabra. Assim, o BSA melhorou e protegeu a integridade estrutural e o desempenho funcional dos espermatozóides a um nível mais elevado. Embora vários autores tenham relatado que o BSA tem efeitos benéficos significativos nos parâmetros de qualidade do sémen e perfis de antioxidantes e stress oxidativo e perfis bioquímicos em diferentes espécies, como o esperma de cabra (Anghel *et al.* 2010) e touro (Uysal *et al.* 2007), faltam estudos semelhantes na cabra Teressa. Esta é a primeira informação sobre o efeito do BSA no esperma preservado em líquido da cabra Teressa. Os efeitos benéficos do BSA na preservação do sémen devem-se ao facto de ser um estabilizador de membrana muito potente (Chhillar *et al.* 2012).

A membrana dos espermatozóides de mamíferos contém um nível mais elevado de ácidos gordos poli-insaturados, pelo que os espermatozóides são susceptíveis à peroxidação lipídica, que ocorre como resultado da oxidação-redução dos lípidos da membrana por moléculas de oxigénio parcialmente reduzidas, como o superóxido, o peróxido de hidrogénio e os radicais hidroxilo (Asadpour *et al.* 2012). Os peróxidos lipídicos prejudicam a função espermática através da alteração da motilidade dos espermatozóides, da integridade da membrana e dos danos no ADN dos espermatozóides através do stress oxidativo, bem como da produção de aldeídos citotóxicos (Griveau *et al.* 1995). Além disso, o sistema de defesa antioxidante do plasma seminal e espermatozóides é comprometido durante o processamento e preservação do sémen (Alvarez e Storey 1992). A adição de antioxidantes exógenos ao extensor de sémen melhorou a qualidade do esperma porque os antioxidantes exógenos modulam o sistema antioxidante do sémen (Asadpour *et al.* 2012). Os antioxidantes podem ajudar a prevenir o processo oxidativo (Sikka 2004), uma vez que os aminoácidos são moléculas carregadas (Anchordoguy *et al.* 1988) que interagem electrostaticamente com os grupos fosfato dos fosfolípidos da membrana plasmática do esperma, gerando um revestimento na superfície do esperma que o protege de choques de temperatura.

No presente estudo, os espermatozóides tratados com BSA 10 mg/mL têm uma motilidade pós-descongelamento significativamente mais elevada do que os do controlo (8,59%), BSA 5 mg/mL (3,67%) ou 20 mg/mL (4,45%). Da mesma forma, a viabilidade foi significativamente maior em 10 mg/mL de BSA do que no controlo (11,24%), 5 mg/mL (3,12%) e 20 mg/mL (3,86%) de espermatozóides tratados. A integridade acrossomal dos espermatozóides foi significativamente maior em 10 mg/mL em comparação com os do controlo (7,17%), 5 mg/mL (4,98%) e 20 mg/mL (5,22%); enquanto que a anormalidade morfológica total dos espermatozóides foi significativamente reduzida em 10 mg/mL de BSA tratados do que no controlo (10,48%), 5 mg/mL (4,23%) e 20 mg/mL (4,68%). A integridade da membrana plasmática foi significativamente afetada com o tratamento com BSA, sendo que os espermatozóides tratados com 10 mg/mL mostraram maior integridade da membrana do que os do controlo não tratado (11,27%) e dos outros grupos de tratamento (5 mg/mL: 4,66% e 20 mg/mL: 6,12%). A integridade nuclear também seguiu a mesma tendência do HOST (10 mg/mL > 5 ou 20 mg/mL ou controlo: 4,14, 3,26 ou 6,64%, respetivamente).

Os presentes resultados mostraram que a adição de 10 mg/ml de BSA melhorou a qualidade de conservação do sémen de cabra em comparação com as amostras de sémen tratadas com 5 ou 20 mg/ml de BSA ou sem BSA. Os diferentes efeitos dos diferentes níveis de BSA podem ser explicados de acordo com o relatório de Anghel *et al.* (2010) e Uysal *et al.* (2007), que mostraram que a quantidade excessiva de aditivos ou antioxidantes causou alta fluidez da membrana plasmática acima do ponto desejado, tornando os espermatozóides mais propensos a danos acrossomais. Além disso, a concentração de antioxidantes/aditivos adicionados ao extensor deve ser considerada, uma vez que a alta dosagem de aditivos pode ser prejudicial para os espermatozóides devido à mudança na condição fisiológica do extensor de sémen. Em buck, a sobrevivência dos espermatozóides aumentará quando a dosagem de aditivos adicionados ao extensor aumentar. No entanto, a dosagem de aditivo superior à quantidade necessária foi tóxica para os espermatozóides (Maxwell e Stojanov 1996). A expressão excessiva de BSA pode refletir um defeito no desenvolvimento ou maturação dos espermatozóides, assim como danos celulares nos espermatozóides, resultando numa diminuição do potencial de fertilização dos espermatozóides (Gavella *et al.* 1996). Da mesma forma, no presente estudo, o aumento da dosagem de BSA a 20 mg/mL afectou os parâmetros seminais e bioquímicos no sémen de cabra com extensor. Ao mesmo tempo, uma menor taxa de dosagem também afectou os parâmetros do esperma. Diferenças nos protocolos de preservação e formulações de extensores entre laboratórios, o tempo de adição/exposição de esperma com aditivo, concentração de aditivos e entre espécies podem explicar, pelo menos em parte, esta variabilidade. A melhoria da qualidade do sémen devido à adição de

BSA exógena registada no presente estudo foi previamente relatada sob a forma de motilidade e membrana acrossomal intacta em esperma de cabra (Anghel *et al.* 2010) e touro (Uysal *et al.* 2007). Além disso, a adição de BSA exógena melhorou significativamente as percentagens de morfologia do DNA, viabilidade espermática e membrana plasmática intacta (caudas inchadas), especialmente a um nível de 10 mg/mL de BSA. As percentagens mais elevadas de membrana plasmática intacta e membranas acrossomais que foram encontradas na presente experiência devido a 10 mg/mL de BSA podem ser a razão para uma melhor motilidade nestas amostras (Anghel *et al.* 2010, Uysal *et al.* 2007).

A BSA ajuda a manter a integridade do acrossoma normal e estabiliza o plasmalema dos espermatozóides, aumentando assim a motilidade (Anghel *et al.* 2010, Uysal *et al.* 2007). SOD, em células de esperma é capaz de reagir com muitos ROS diretamente para proteger as células de mamíferos contra o stress oxidativo, e, portanto, manter a motilidade do esperma (Bilodeau *et al.* 2001). Portanto, como visto por este estudo, tentativas de melhorar a motilidade e viabilidade das células espermáticas através da incorporação de BSA no armazenamento líquido (Azawi e Hussein 2011) e forma de sémen congelado foram investigadas (Uysal *et al.* 2007, Anghel *et al.* 2010).

Um relatório recente sugeriu que a qualidade do sémen é deteriorada (Aitken *et al.* 2010) pela qual os danos no ADN são induzidos no gâmeta masculino por stress oxidativo e os espermatozóides são particularmente vulneráveis a isto porque geram ROS e são ricos em alvos para o ataque oxidativo. Os autores também chamam a atenção para o facto de que, como os espermatozóides são transcritivamente inactivos e têm pouco citoplasma, são deficientes tanto em antioxidantes como em sistemas de reparação do ADN (Aitken e Fisher 1994). O stress oxidativo pode ser uma causa de infertilidade masculina e contribuir para a fragmentação do ADN nos espermatozóides (Aitken e Fisher 1994). Existem poucos estudos sobre os efeitos da adição de antioxidantes aos extensores durante o arrefecimento e/ou congelamento de espermatozóides de mamíferos (Kankofer *et al.* 2005). No sémen caprino, as ROS são geradas principalmente por espermatozóides danificados e anormais e por leucócitos contaminantes. As espécies reactivas de oxigénio danificam as células através de alterações nos lípidos, proteínas e ADN. Os espermatozóides são potencialmente susceptíveis a danos peroxidativos causados pelo excesso de ROS devido a quantidades elevadas de ácidos gordos polinsaturados nos fosfolípidos da membrana e ao citoplasma escasso. No presente estudo, a adição de BSA reduziu a fragmentação do ADN, especialmente a 10 mg/mL, na conservação líquida do sémen caprino. Além disso, mantém a integridade da membrana plasmática e mitocondrial e a estrutura do citoesqueleto dos flagelos dos espermatozóides como efeitos protetores das células. O BSA também protegeu o nível de TAC no extensor de sémen, o que ajuda a manter o transporte da membrana (Azawi e Hussein 2011, Uysal *et al.* 2007, Anghel *et al.* 2010) e a fertilidade dos espermatozóides.

Os níveis enzimáticos do plasma seminal são muito importantes para o metabolismo do esperma, bem como para a função do esperma (Brooks 1990). Por isso, as estimativas destas enzimas têm sido recomendadas como marcadores da qualidade do sémen, uma vez que indicam danos nos espermatozóides (Pesch *et al.* 2006). AST, ALT e LDH são essenciais para processos metabólicos que fornecem energia para a sobrevivência, motilidade e fertilidade dos espermatozóides e estas actividades de transaminase no sémen são bons indicadores da qualidade do sémen porque medem a estabilidade da membrana do esperma (Corteel 1980). Assim, o aumento da percentagem de espermatozóides anormais no ejaculado causa alta concentração de enzimas transaminase no fluido extracelular devido a danos na membrana do esperma e facilidade de fuga de enzimas dos espermatozóides (Gundogan 2006). Além disso, o aumento das actividades de AST, ALT e LDH do plasma seminal e do sémen durante o armazenamento pode ser devido à instabilidade estrutural do esperma (Buckland 1971). No presente estudo, a fuga de enzimas intracelulares, como a AST, foi significativamente reduzida nos grupos tratados com 10 mg/mL do que no controlo não tratado (11,76%) ou nos grupos tratados com BSA (5 mg/mL; 3,52% ou 20 mg/mL; 3,73%). Foi observada uma observação semelhante na fuga de ALT (15,45, 4,34 ou 2,46%, respetivamente). Do mesmo modo, outra enzima LDH também revelou que a fuga foi significativamente reduzida em 10 mg/mL do que nos grupos de 5 mg/mL (3,05%) ou 20 mg/mL (4,97%) ou de controlo (5,65%). As enzimas como os níveis de AST e ALT no plasma seminal são muito importantes para o metabolismo dos espermatozóides, bem como para a função espermática (Brooks 1990), fornecem energia para a sobrevivência, motilidade e fertilidade dos espermatozóides e estas actividades de transaminase no sémen são bons indicadores da qualidade do sémen porque medem a estabilidade da membrana espermática (Corteel 1980). Assim, o aumento da percentagem de espermatozóides anormais na preservação causa alta concentração de enzimas transaminase no fluido extracelular devido a danos na membrana do esperma e facilidade de fuga de enzimas dos espermatozóides (Gundogan 2006). Além disso, o aumento das actividades AST e ALT do plasma seminal e do sémen em conservação líquida pode ser devido à instabilidade estrutural do esperma (Buckland 1971). No presente estudo, os níveis de AST e ALT foram mais baixos no sémen líquido preservado a 10 mg/ml de BSA, uma vez que estabiliza a integridade da membrana do acrossoma, plasma, mitocôndrias e flagelos do esperma.

O colesterol foi significativamente mais elevado em 10 mg/mL do que em 5 ou 20 mg/mL ou em grupos de controlo não tratados. O BSA 10 mg/mL teve um colesterol espermático significativamente mais elevado do que no controlo (11,12%) ou 5 mg/mL (12,37%) ou 20 mg/mL (11,63%) em patos de cabra. O BSA impede o efluxo de colesterol da membrana do esperma e a produção de MDA em diluentes, o que indica que impede a capacitação prematura e a reação acrossomal que atua como um potencial estabilizador de membrana (Azawi e Hussein 2011, Uysal *et al.* 2007, Anghel *et al.* 2010). Juntamente com os fosfolípidos, o colesterol é necessário para a integridade física da célula e assegura a fluidez da membrana celular. O colesterol desempenha um papel especial na membrana do espermatozoide porque a sua libertação da membrana do espermatozoide inicia o passo chave no processo de capacitação e reação de acrossoma que é crucial para a fertilização.

Além disso, a adição de colesterol aos diluentes antes da descongelação aumenta a resistência dos espermatozóides ao stress causado pelos procedimentos de congelação-descongelação, preservando a motilidade dos espermatozóides e o potencial de fertilização (Moore *et al.* 2005). No presente estudo, o efluxo de colesterol e a produção de MDA foram diminuídos no grupo tratado com BSA em comparação com o grupo de controlo não tratado. Por conseguinte, as amostras de sémen tratadas com BSA apresentaram um maior poder de resistência ao frio do que o grupo de controlo não tratado. No presente estudo, observou-se que os parâmetros do esperma que recebeu 10 mg/mL de BSA foram significativamente mais elevados do que os dos outros grupos de tratamento e de controlo.

O perfil antioxidante, como o TAC, foi mais elevado e o perfil de stress oxidativo, como o MDA, foi significativamente mais baixo em 10 mg/mL do que em 5 mg/mL ou 20 mg/mL ou em grupos de controlo não tratados. A BSA 10 mg/mL apresentou perfis antioxidantes significativamente mais elevados e MDA mais baixo do que no controlo (11,43-18,89% e 17,74%) ou 5 mg/mL (8,28-16,76% e 5,42%) ou 20 mg/mL (7,98-13,37% e 6,46%) em cabras. No presente estudo, a TAC foi mais elevada no plasma seminal do sémen adicionado de BSA, uma vez que mantém o sistema antioxidante no armazenamento líquido do sémen de cabra. Mas, normalmente, o plasma seminal é uma fonte potente de antioxidantes (Kobayashi *et al.* 1991). Os altos níveis de material poliinsaturado facilmente peroxidável expõem os espermatozóides a um stress oxidativo excessivo e a atividade da catalase das amostras de esperma é um bom preditor do seu tempo de sobrevivência. A BSA, quando aplicada a uma dose de 10 mg/mL, melhorou a motilidade dos espermatozóides durante a preservação e exibiu propriedades antioxidantes, elevando a concentração de TAC. Além disso, a catalase, um crioprotetor permeável, age como antioxidante e causa rearranjo de lipídios e proteínas da membrana, o que resulta em aumento da fluidez da membrana, maior desidratação a temperaturas mais baixas e, portanto, maior capacidade de sobrevivência dos espermatozóides durante a preservação (Holt 2000).

No presente estudo, a concentração de antioxidantes foi maior e a produção de MDA foi significativamente menor no sémen tratado com BSA. Geralmente, tanto os espermatozóides como o plasma seminal contêm antioxidantes como cisteína, taurina, glutationa reduzida, catalase, glutationa peroxidase e superóxido dismutase (Agarwal e Prabakaran 2005). Uma concentração mais elevada de material poliinsaturado facilmente peroxidável expõe os espermatozóides a um stress oxidativo excessivo e a atividade da superóxido dismutase das amostras de esperma é um bom indicador do seu tempo de sobrevivência. A BSA a uma dose de 10 mg/mL melhorou significativamente os perfis de qualidade do esperma durante a preservação líquida e exibiu os caracteres antioxidantes, elevando a concentração de antioxidantes.

No presente estudo, a análise de correlação revelou que SQPs como motilidade progressiva para a frente, vivacidade, integridade acrossomal, integridade da membrana plasmática e integridade nuclear, antioxidantes (TAC) e perfil bioquímico como colesterol de esperma tiveram correlação positiva significativa entre si, enquanto esses perfis tiveram correlação negativa significativa com TSA, AST, ALT, LDH e MDA em esperma tratado com BSA. Esta pode ser uma das razões para a melhoria da motilidade, viabilidade, membrana plasmática e acrossoma e integridade do DNA dos espermatozóides, diluídos na presença de BSA no extensor de sémen.

O presente estudo concluiu que a adição de 10 mg/mL de BSA ao extensor de sémen reduziu o stress físico e oxidativo, aumentou os níveis de antioxidantes, melhorou os parâmetros de qualidade do sémen e diminuiu a fuga de enzimas e a formação de radicais livres no sémen de cabras Teressa. Apesar dos resultados positivos, presume-se que as células de esperma tratadas com BSA mostrarão um melhor nível de potencial de fertilização em estudos de fertilidade in-vitro ou in-vivo com uma maior taxa de gravidez no campo.

REFERÊNCIAS

Agarwal A, Gupta S e Sharma R. 2016. Procedimento de coloração com Eosina-Nigrosina. In: Agarwal A, Gupta S, Sharma R. (Eds.), Andrological evaluation of male infertility. Springer. https://doi.org/10.1007/978-3- 319-26797-5 8

Agarwal A, Prabakaran S A. 2005. Mechanism, measurement, and prevention of oxidative stress in male reproductive physiology (Mecanismo, medição e prevenção do stress oxidativo na fisiologia da reprodução masculina). *Indian Journal of Experimental Biology* 43(11): 963-74.

Agarwal A, Virk G, Ong C e Plessis S. 2014. Efeito do stress oxidativo na reprodução masculina. *Revista Mundial de Saúde Masculina* 32: 1.

Aitken J e Fisher H. 1994. Reactive oxygen species generation and human spermatozoa: the balance of benefit and risk. *Bioassays* 16(4): 259-267.

Aitken R J, De Luliis G N, Finnie J M, Hedges A e McLachlan R. 2010. Análise das relações entre stress oxidativo, danos no ADN e vitalidade dos espermatozóides numa população de pacientes: desenvolvimento de critérios de diagnóstico. *Reprodução Humana* 25(10): 2415-2426.

Alvarez J G e Storey B T. 1992. Evidência de aumento do dano peroxidativo lipídico e perda da atividade da superóxido dismutase como modelo de dano crio sub-letal ao esperma humano durante a criopreservação. *Journal of Andrology* 13(3): 232-41.

Alvarez JG e Storey BT. 1983. Taurina, hipotaurina, epinefrina e albumina inibem a peroxidação lipídica em espermatozóides de coelho e protegem contra a perda de motilidade. *Biology of Reproduction* 29: 548-555.

Amoah E A e Gelaye S. 1997. Avanços biotecnológicos na reprodução de cabras. *Jornal de Ciência Animal* 75: 578-85.

Anchordoguy T, Carpenter J, Looms S e Crowe J. 1988. Mechanisms of interaction of amino acids with phospholipids bilayers during freezing (Mecanismos de interação de aminoácidos com bicamadas de fosfolípidos durante a congelação). *Biochemical and*

Biophysical Ata 946: 505-12.

Anghel A, Zamfirescu S, Dragomir C, Nadolu D, Elena S e Florica B. 2010. Os efeitos dos antioxidantes nos parâmetros citológicos do sémen de pato criopreservado. *Cartas Biotecnológicas Romenas* 15(3): 26-32.

Asadpour R, Jafari R e Tayefi-Nasrabadi H. 2012. O efeito da suplementação antioxidante em extensores de sémen na qualidade do sémen e na peroxidação lipídica de espermatozóides de touro refrigerados. *Iranian Journal of Veterinary Research* 13(3): 246 - 249.

Barth A D e Oko R J. 1989. Preparação do sémen para exame morfológico. In: Morfologia anormal de espermatozóides bovinos. Ames, IA: Iowa State University Press; pp. 8-18.

Baumber J, Ball B A e Linfor J J. 2005. Avaliação da criopreservação de espermatozóides de equídeos na presença de absorventes enzimáticos e antioxidantes. *Jornal Americano de Investigação Veterinária* 66(5): 772-9.

Baumber J, Ball B A, Gravance C G, Medina V e Davies-Morel M C G. 2000. The effect of reactive oxygen species on equine sperm motility, viability, acrosomal integrity, mitochondrial membrane potential and membrane lipid peroxidation. *Journal of Andrology* 21: 895-902.

Bilodeau JF, Blanchette S, Gagnon C e Sirard MA. 2001. Os tióis previnem a perda de motilidade espermática mediada por H2O2 no sémen de touro criopreservado. *Theriogenology* 56(2): 275-286.

Brooks D E. 1990. Biochemistry of the male accessory glands (Bioquímica das glândulas acessórias masculinas). In: Fisiologia da reprodução de Marshall. Ed: G. E. Lamming, 4ª ed., Edimburgo, Churchill Livingstone, pp. 569-690.

Buckland R B. 1971. A atividade de seis enzimas do plasma seminal e do esperma de galinha. 1. Efeito do armazenamento in vitro e de famílias de irmãos completos na atividade enzimática e na fertilidade. *Poultry Science* 50(6): 1724-1734.

Chhillar, S., Singh, V.K., Kumar, R., Atreja, S.K., 2012. Efeitos da suplementação com taurina ou trealose na competência funcional do sémen criopreservado de Karan Fries. Ciência da Reprodução Animal 135, 17.

Corteel J M. 1980. Effects du plasma séminal sur la survie et la fertilité des spermatozoids conservés in vitro. *Reproduction Nutrition Development* 20(4): 1111-1123.

Gangwar C, Saxena A, Patel A, Singh S P, Yadav S, Kumar R e Singh V. 2018. Efeito da suplementação de glutationa reduzida na criopreservação induzida por crioinjúrias de esperma no sémen de touro Murrah. *Animal Reproduction Science* 192: 171-8.

Gavella M, Lipovac V, Vucic M e Rocic B. 1996. Relação da atividade do esperma do tipo superóxido dismutase com outras enzimas específicas do esperma e peroxidação lipídica induzida experimentalmente em homens inférteis. *Andrologia.* 28(4): 223-

229.

Griveau J F, Dumont E, Renard P, Callegari J P e Le Lannou D. 1995. Reactive oxygen species, lipid peroxidation and enzymatic defence systems in human spermatozoa. *Jornal de Reprodução e Fertilidade* 103(1): 17-26.

Gundogan M. 2006. Alguns parâmetros reprodutivos e constituintes do plasma seminal em relação à estação do ano em carneiros Akkaraman e Awassi. *Jornal Turco de Veterinária e Ciência Animal* 30(1): 95-100.

Holt WV. 2000. Aspectos fundamentais da criobiologia do esperma: a importância das espécies e das diferenças individuais. *Theriogenology* 53(1): 47-58.

Jayaganthan P, Perumal P, Balamurugan T C, Verma R P, Singh L P, Pattanaik A K e Meena K. 2013. Efeitos da suplementação de *Tinospora cordifolia* na qualidade do sémen e no perfil hormonal do carneiro. *Ciência da Reprodução Animal* 140(1): 47-53.

Jeyakumar S, Sunder J, Yadav S P, De A K, Kundu A, Kundu M S e Sujatha T. 2020. Estimativa da diversidade genética entre a população de cabras Teressa das ilhas A e N utilizando marcadores de microssatélites. *Indian Journal of Animal Research* 54(12): 1465-9.

Jeyendran R S, Van der Ven H H, Perez-Pelaez M, Crabo B G e Zaneveld L J. 1984. Desenvolvimento de um ensaio para avaliar a integridade funcional da membrana do esperma humano e a sua relação com outras características do sémen. *Journal of Reproduction and Fertility* 70(1): 219-28.

Kankofer M, Kolm G, Aurich J e Aurich C. 2005. Atividade da glutationa peroxidase, superóxido dismutase e catalase e intensidade da peroxidação lipídica no sémen de garanhão durante o armazenamento a 5°C. *Theriogenology* 63(5): 1354-1365.

Kobayashi M, Kakizono T e Nagai S. 1991. Produção de astaxantina por uma alga verde, *Haematococcus pluvialis*, acompanhada de alterações morfológicas em meio de acetato. *Jornal de Fermentação e Bioengenharia* 71(5): 335 - 339.

Lewis SE, Sterling S, Young IS e Thompson W. 1997. Comparação dos antioxidantes individuais e da capacidade antioxidante total do esperma e do plasma seminal em homens férteis e inférteis. *Fertility and Sterility* 67:142- 147.

Maxwell W M e Salamon S. 1993. Armazenamento líquido de sémen de carneiro: uma revisão. *Reproduction, Fertility and Development* 5: 613-38.

Moore A I, Squires E L e Graham J K. 2005. Adiciona colesterol à membrana plasmática do espermatozoide de garanhão e melhora a criosupervivência. *Cryobiology* 51(3): 241-249.

O'Hara L, Hanrahan J P, Richardson L, Donovan A, Fair S, Evans A C O e Lonergan P. 2010. Efeito da duração do armazenamento, temperatura de armazenamento e diluente sobre a viabilidade e fertilidade do esperma fresco de carneiro. *Theriogenology* 73: 541-

9.

Perumal P, Chamuah J K e Rajkhowa C. 2013. Efeito da catalase no armazenamento líquido (5^0 C) do sémen de mithun *(Bos frontalis)*. *Asian Pacific Journal ofReproduction* 2(3): 209-14.

Perumal P, Chamuah J K, Nahak A K e Rajkhowa C. 2015. Efeito da melatonina no armazenamento líquido (5°C) do sémen com estudo retrospetivo da taxa de parto em diferentes estações do ano em mithun (*Bos frontalis*). *Asian Pacific Journal of Reproduction* 4(1): 1-12.

Perumal P, Chang S, Baruah K K e Srivastava N. 2018. A administração de melatonina exógena de liberação lenta modula os perfis de estresse oxidativo e a capacidade de fertilização *in vitro* dos espermatozóides de mithun criopreservados. *Theriogenology* 120: 79-90.

Perumal P, Chang S, Khate K, Vupru K e Bag S. 2019. A suplementação alimentar de óleo de linhaça modula a produção de sémen e os seus parâmetros de qualidade, congelabilidade, perfis de stress oxidativo, biometria escrotal e testicular e perfis endocrinológicos em mithun. *Theriogenology* 136: 47-59.

Perumal P, Selvaraju S, Barik A K, Mohanty D N, Das S e Mishra P C. 2011b. Role of reduced glutathione in improving post-thawed frozen seminal characters of poor freezable Jersey crossbred bull semen. *Indian Journal of Animal Sciences* 81(8): 807-10.

Perumal P, Selvaraju S, Selvakumar S, Barik A K, Mohanty D N, Das

R K, Das S e Mishra P C. 2011a. Effect of pre-freeze addition of cysteine hydrochloride and reduced glutathione in semen of crossbred Jersey bulls on sperm parameters and conception rates. *Reprodução em animais domésticos* 46(4): 636-41.

Perumal P, Vupru K e Rajkhowa C. 2013. Efeito da adição de glutationa reduzida no armazenamento líquido (5°C) do sémen de mithun *(Bos frontalis)*. *Jornal Indiano de Ciências Animais* 83(10): 1024-8.

Perumal P, Vupru K e Rajkhowa C. 2013. Efeito da adição de taurina no armazenamento líquido (5° C) do sémen de mithun (*Bos frontalis)*. *Medicina Veterinária Internacional* 2013: 1-7; Artigo ID 165348.

Perumal P, Vupru K e Rajkhowa C. 2014. Efeito da adição de cloridrato de cisteína no armazenamento líquido (5° C) do sémen de mithun (*Bos frontalis*). *Indian Veterinary Journal* 91(2):76-8.

Perumal P, Vupru K e Rajkhowa C. 2015. Efeito da adição de trealose no armazenamento líquido (5° C) do sémen de mithun (*Bos frontalis*). *Indian Journal of Animal Research* 49(6): 837-46.

Perumal P. 2014. Efeito da superóxido dismutase no armazenamento líquido (5° C) do sémen de mithun (*Bos frontalis*). *Journal of Animals* 2014: 1-9; Artigo ID 821954.

Pesch, S., Bergmann, M. e Bostedt, H. (2006). Determinação de algumas enzimas e macro e microelementos no plasma seminal de garanhões e suas correlações com a qualidade do sémen. *Theriogenology*. 66: 307-313.

Salisbury G W, Van Demark N L e Lodge J R. 1978. Physiology of Reproduction and Artificial Insemination of cattle (Fisiologia da reprodução e inseminação artificial de bovinos). H. Freeman e Comp. São Francisco. U.S.A.

Shoae A e Zamiri M J. 2008. Efeito do hidroxitolueno butilado nos espermatozóides de touro congelados em extensor de gema de ovo-citrato. *Animal Reproduction Science* 104(2-4): 414-8.

Sikka S C. 1996. Oxidative stress and role of antioxidants in normal and abnormal sperm function. *Frontiers in Bioscience* 1: 78-86.

Sinha M P, Sinha A K, Singh B K e Prasad P L. 1996 The effect of glutathione on the motility, enzyme leakage and fertility of frozen goat semen. *Theriogenology* 41: 237-43.

Suleiman S A, Ali M E, Zaki M S, Malik E M E A e Nast M A. 1996. Peroxidação lipídica e motilidade dos espermatozóides humanos: papel protetor da vitamina E. *Journal of Andrology* 17(5): 530-537.

Uysal O, Bucak MN e Yavas I. 2007. Effect of various antioxidants on the quality of frozen-thawed bull semen. *Journal of Animal and Veterinary Advances* 6(12):1362-1366.

Watson P F. 1975. Utilização de uma coloração Giemsa para detetar alterações nos acrossomas de espermatozóides de carneiro congelados. *Veterinary Record* 97: 12-5.

Wen F, Li Y, Feng T, Du Y, Ren F, Zhang L, Han N, Ma S, Li F, Wang P e Hu J. 2019. O extrato de procianidina de semente de uva (GSPE) melhora a qualidade do esperma de cabra quando preservado a 4 C.

Animais 9. https://doi.org/10.3390/ani9100810

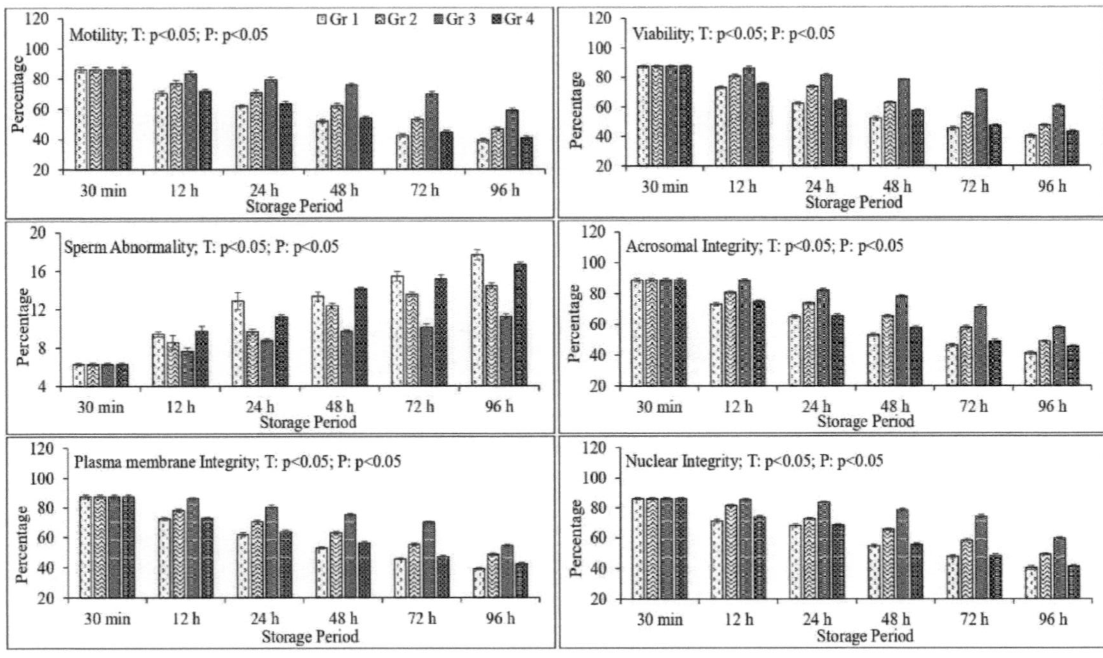

Figure 1. Comparison of semen quality parameters of liquid stored (P: Storage Period) Teressa goat semen following preservation with Bovine serum albumin (T: Treatment). 0 mg/ml, 5 mg/mL, 10 mg/mL and 20 mg/mL. Vertical bar on each point represents standard error of mean. N=25 semen samples

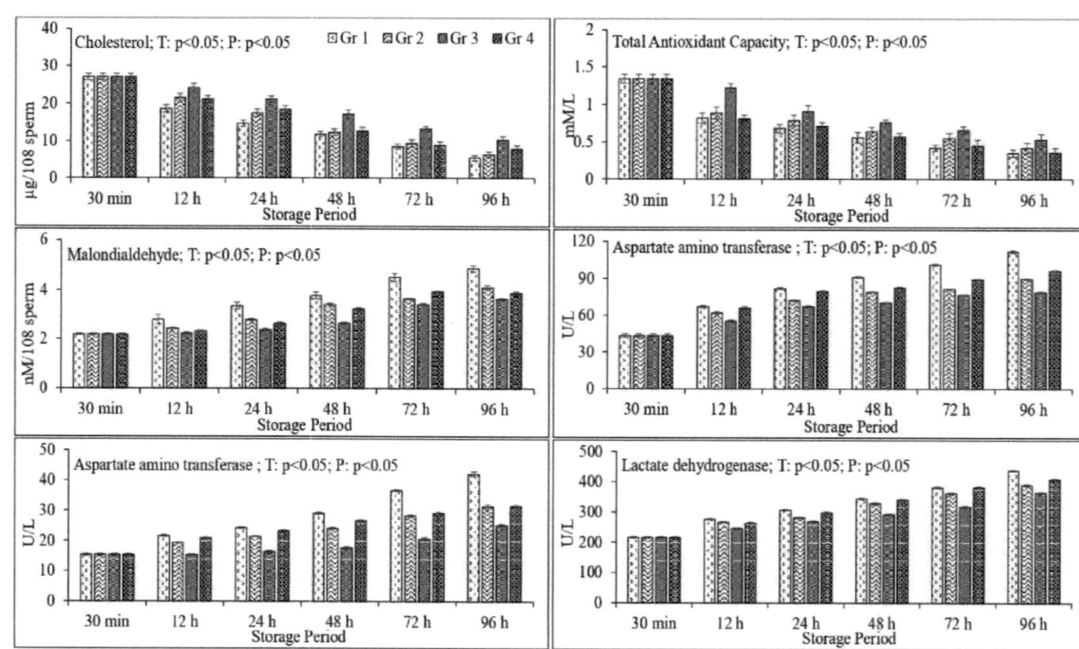

Figure 2. Comparison of seminal biochemical parameters of liquid stored (P: Storage Period) Teressa goat semen following preservation with Bovine serum albumin (T: Treatment). 0 mg/ml, 5 mg/mL, 10 mg/mL and 20 mg/mL. Vertical bar on each point represents standard error of mean. N=25 semen samples

Capítulo 8 : Melatonina na conservação do sémen de pequenos ruminantes

P. PERUMAL

ICAR-Central Island Agricultural Research Institute, Port Blair-744105, Ilhas Andaman e Nicobar, Índia

RESUMO

Foi avaliada a influência da melatonina no extensor de sémen sobre os parâmetros de qualidade do sémen de um macho da raça Teressa. Foram seleccionadas para o estudo 25 amostras de sémen de seis machos. Os espermatozóides foram incubados em 10 µg, 20 µg e 40 µg de melatonina/150 × 106 espermatozóides como Gr II, III e IV, respetivamente. As amostras de sémen armazenadas em meio líquido foram analisadas quanto à motilidade, viabilidade, anormalidade total dos espermatozóides, membrana plasmática, integridade acrossomal e nuclear, enzimas intracelulares (aspartato aminotransferase; AST, alanina aminotransferase; ALT e lactato desidrogenase; LDH), efluxo de colesterol, capacidade antioxidante total seminal (TAC) e malondialdeído (MDA) em comparação com o grupo de controlo (Gr I) até 96 h. Os resultados revelaram que o sémen tratado com melatonina (20 µg) teve significativamente ($P<0,05$) maior motilidade, viabilidade, membrana plasmática, integridade acrossomal e nuclear e TAC e teve significativamente ($P<0,05$) menores anomalias espermáticas totais, AST, ALT, LDH, MDA e efluxo de colesterol em comparação com os de outros grupos tratados com melatonina e de controlo em diferentes horas de armazenamento líquido. Os parâmetros de qualidade do sémen e os antioxidantes mostraram uma tendência crescente e as anomalias totais do esperma, MDA, fuga de enzimas intracelulares e efluxo de colesterol mostraram uma tendência decrescente do Gr I para o Gr III e depois tendências opostas do Gr III para o Gr IV em diferentes horas de armazenamento líquido. Assim, 20 µg de melatonina foi a dose adequada para a conservação do sémen líquido em cabras Teressa.

Palavras-chave: Melatonina, sémen, cabra Teressa, Ilhas Andaman e Nicobar

Introdução

A cabra Teressa é uma raça de caprinos em perigo de extinção nas ilhas Andaman e Nicobar, na Índia; por conseguinte, é necessário prestar maior atenção à sua conservação *in situ/ex situ* (Jeyakumar *et al.* 2020). Devido ao efeito combinado de graves tensões térmicas, de marcha e nutricionais durante a estação seca do verão, a cabra Teressa apresenta um fraco desempenho reprodutivo e produtividade nas ilhas Andaman e Nicobar. O recenseamento dos efectivos pecuários (Governo da Índia) revelou que a população de cabras diminuiu de 2007 a 2019 (4,25 %) nas ilhas Andaman e Nicobar devido a várias razões, incluindo a consanguinidade intensiva, a falta de reprodutores adequados e a gestão da reprodução.

A inseminação artificial (IA) é uma ferramenta biotecnológica mais comum, simples e económica para uma ampla distribuição de germoplasma de elite de espécies animais, em comparação com outras técnicas de reprodução assistida, como a transferência de embriões, etc. A preservação do sémen é um passo importante na IA, que mantém o

esperma por um período mais longo com boa fertilidade e fácil transporte de germoplasma de elite em todo o mundo (Wen *et al.* 2019). A IA pode ser feita com o uso de sémen líquido ou congelado; no entanto, o sémen líquido mostrou taxas de gravidez significativas em comparação com o sémen congelado (Maxwell e Salamon 1993). Além disso, foi referido que, à medida que a duração da conservação aumentava, a qualidade do sémen e a taxa de conceção diminuíam

(O'Hara *et al.* 2010). A deterioração da qualidade do sémen e a redução da taxa de conceção em sémen preservado são causadas por vários factores e um desses factores é o stress oxidativo devido à geração de espécies reactivas de oxigénio (ROS) no momento da diluição, processamento e preservação do sémen. Os peróxidos lipídicos no plasma seminal foram responsáveis pela infertilidade em 30% a 40% dos homens (Agarwal *et al.* 2014). O armazenamento a frio ou líquido do esperma a temperatura refrigerada é utilizado para abrandar o metabolismo e manter o esperma viável durante um período de tempo mais longo. Os antioxidantes desempenham um papel essencial na eliminação de ROS que, por sua vez, desencadeia a peroxidação lipídica nas membranas plasmáticas dos espermatozóides (Baumber *et al.* 2000). Foi relatado que tanto os espermatozóides quanto o plasma seminal contêm sistemas de defesa antioxidante como cisteína, taurina, glutationa reduzida, catalase, glutationa peroxidase e superóxido dismutase (Agarwal e Prabakaran 2005). No entanto, o sistema antioxidante varia em diferentes espécies animais; portanto, os antioxidantes indígenas não foram suficientes para proteger os espermatozóides do stress oxidativo (Baumber *et al.* 2005). Durante o procedimento de diluição, processamento e preservação do sémen, o antioxidante total no sémen é utilizado e esgotado e, entretanto, as ROS são formadas espontaneamente pelos espermatozóides através do metabolismo aeróbico (Gangwar *et al.* 2018), resultando em desequilíbrio entre as actividades antioxidantes e pró-oxidantes, o que, por sua vez, causa peroxidação lipídica em ácidos gordos polinsaturados da membrana plasmática dos espermatozóides. As ROS induzem danos irreversíveis na morfologia e nas funções dos espermatozóides, o que, por sua vez, os torna subférteis ou inférteis. Estas ROS dificultam o sucesso da preservação do sémen e da tecnologia de IA. O método de preparação de extensor e a técnica de preservação de esperma foram obtidos a partir de esperma de touro e modificados para cabra (Amoah e Gelaye 1997). Além disso, a concentração de ácidos gordos polinsaturados na membrana plasmática ou no sémen é maior e o esperma não tem um componente citoplasmático significativo que contenha antioxidantes na cabra em comparação com outras espécies; portanto, o espermatozoide de cabra sofre mais do que outras espécies (Sinha *et al.* 1996). Por conseguinte, é necessário otimizar ou melhorar o extensor de sémen para obter uma melhor qualidade do sémen com uma fertilidade mais elevada através da utilização de aditivos ou antioxidantes adicionais adequados nas espécies caprinas em conservação líquida.

A suplementação de antioxidantes exógenos no extensor de sêmen (Shoae e Zamiri 2008, Perumal *et al.* 2013) ou a alimentação de antioxidantes (Jayaganthan *et al.* 2013) ou a implantação de melatonina de liberação lenta (Perumal *et al.* 2018) ou óleo de linhaça (Perumal *et al.* 2019) foram tentadas para reduzir os efeitos deletérios do estresse oxidativo durante a preservação do sêmen. No entanto, nos últimos anos, os aditivos incluídos nos extensores, como glutationa (Perumal *et al.* 2011a, Perumal *et al.* 2011b, Perumal *et al.* 2013), taurina (Perumal *et al.* 2013), catalase (Perumal *et al.* 2013), trealose (Perumal *et al.* 2015), superóxido dismutase (Perumal 2014), melatonina (Perumal *et al.* 2015), cloridrato de cisteína (Perumal *et al,* 2014), etc., para melhorar a qualidade do sémen, bem como a fertilidade *in vivo* ou *in vitro* em espécies pecuárias.

A melatonina (N-acetil-5-metoxitriptamina; MW = 232) é um composto endógeno derivado do indol segregado ritmicamente pela glândula pineal no cérebro (Awad *et al.* 2006) e desempenha um papel importante na regulação do relógio circadiano e da reprodução sazonal nos mamíferos (Reiter 1991). A melatonina foi descoberta há cerca de 40 anos, como uma molécula de ação ubíqua relacionada com a fisiologia neuroendócrina, especialmente a fisiologia reprodutiva (Reiter 1973, Reiter *et al.* 1980). Estudos mais recentes demonstraram que, para além das suas múltiplas acções em diferentes processos fisiológicos, a melatonina, bem como os seus metabolitos, são antioxidantes indirectos e potentes eliminadores directos de radicais livres (Reiter *et al.* 1998). Em contraste com a maioria dos outros sequestradores de radicais conhecidos, a melatonina é multifuncional e universal (Hardeland 2005, Tomás-Zapico e Coto-Montes 2005). É solúvel tanto em água como em lípidos e, portanto, actua como um antioxidante hidrofílico e hidrofóbico. A melatonina também estimula a atividade das enzimas envolvidas no metabolismo dos ERO e preserva a fluidez da membrana celular. A descoberta de que a melatonina é eficaz na defesa antioxidante está relacionada com a constatação de que, tanto em condições in vitro como in vivo, esta molécula elimina diretamente o OH- altamente tóxico para formar 3- hidroximelatonina cíclica (3- OHM), um metabolito estável da melatonina (Tan *et al.* 1993, Pahkla *et al.* 1998). De facto, a melatonina demonstrou ser duas vezes mais potente do que a vitamina E na remoção de radicais peroxil (Pieri *et al.* 1994) e é mais eficaz na eliminação de radicais hidroxil do que a glutationa e o manitol (Hardeland *et al.* 1993). No entanto, foi relatado recentemente que a melatonina impede a capacitação de espermatozóides *in-vitro* e alterações apoptóticas (Casao *et al.* 2010), o que pode ser explicado por uma ação direta desta hormona sobre os espermatozóides. O efeito da melatonina na prevenção de alterações apoptóticas pode estar relacionado com as suas actividades antioxidantes e de eliminação de radicais livres.

A adição de anti-oxidante, como a melatonina ao esperma de carneiro (Casao *et al.* 2010, Ashrafi *et al.* 2011), esperma de javali (Hyun-Yong *et al.* 2006) e esperma de touro (Ashrafi *et al.* 2013) tem sido mostrado para proteger o esperma contra os efeitos nocivos das EROs e melhorar a motilidade do esperma e integridade da membrana durante o armazenamento líquido do esperma ou no estado descongelado. A análise da literatura disponível revelou que não há informações sobre o efeito da glutationa reduzida no extensor de sémen nos parâmetros de qualidade do sémen ou na taxa de fertilidade em espécies caprinas das Ilhas Andaman e Nicobar. Por conseguinte, o presente estudo formulou a hipótese de que a inclusão de glutatião reduzido poderia melhorar os parâmetros de qualidade do sémen *in vitro*, os antioxidantes seminais e reduzir a fuga de enzimas intracelulares e o efluxo de colesterol no sémen de Teressa buck das Ilhas Andaman e Nicobar. Com isto, o objetivo do presente estudo foi avaliar os efeitos de diferentes concentrações de glutatião reduzido no extensor de sémen sobre os parâmetros de qualidade do sémen in vitro, os antioxidantes seminais, a fuga de enzimas intracelulares e o efluxo de colesterol do sémen líquido conservado de Teressa buck nas Ilhas Andaman e Nicobar.

MATERIAIS E MÉTODOS

Localização do estudo

O presente estudo foi realizado no âmbito do projeto de melhoramento de caprinos do ICAR-AICRP no ICAR-Central Island Agricultural Research Institute (ICAR-CIARI), Port Blair, Ilhas Andaman e Nicobar, Índia, situado entre 6°45 e 13°41 de latitude norte e 92° 12 e 93°57 de longitude leste. Esta experiência foi realizada no pico da estação seca de verão, ou seja, em janeiro (precipitação: 125,80 mm, THI: 84,16, hora de luz: 8,54 h) e fevereiro (precipitação: 13 mm, THI: 83,73, hora de luz: 9,37 h) nas Ilhas Andaman e Nicobar, Índia.

Animais de laboratório

Foram seleccionados para esta experiência seis (n=6) indivíduos saudáveis com um índice de condição corporal de 2,5 a 3,5 (boa condição). Foram seleccionados para a experiência cabritos da raça Teressa com três a quatro anos de idade, pesando 34 a 36 kg. As cabras Teressa eram mantidas num sistema semi-intensivo que lhes permitia o

acesso ao pasto natural das 7:30 às 12:00 horas e as mantinha no galpão o resto do dia. Os animais foram mantidos sob práticas de maneio uniformes, de acordo com o programa da exploração. De acordo com o programa da exploração, foram efectuados os procedimentos gerais de desparasitação, vacinação, prevenção de doenças, corte dos pêlos do pénis e aparo dos pés.

Conceção experimental

O extensor de sémen Tris-glicose-citrato-gema de ovo (TGCE) utilizado neste estudo continha Tris: 3,604 g, glucose: 1 g, ácido cítrico: 1.65 g, gema de ovo fresca: 10 mL, estreptomicina: 100 mg e penicilina: 1,00,000IU e diferentes concentrações de melatonina (10 µg, 20 µg e 40 µg de melatonina/150 $\times 10^6$ espermatozóides, no Grupo II ou III ou IV, respetivamente) para 100 mL de água deionizada. O extensor para o controlo (Grupo I) não continha cloridrato de cisteína. O pH final do extensor de sémen foi ajustado para 6,8-7,0 nos três grupos experimentais. As amostras de sémen foram diluídas para manter a concentração de espermatozóides de 100-120 milhões/palha. Todas as amostras de sémen diluídas foram conservadas a uma temperatura refrigerada (5°C) durante cinco dias e as amostras de sémen foram avaliadas quanto a vários parâmetros de qualidade do sémen e perfis antioxidantes após 30 min, 12 h, 24 h, 48 h, 72 h e 96 h.

Recolha de sémen

Os ejaculados de sémen foram recolhidos de cada macho duas vezes por semana, entre as 6.00 e as 7.30 da manhã, utilizando o método padronizado da vagina artificial. Cada macho teve dois ejaculados

recolhidos, com um intervalo de uma hora entre eles. Estes ejaculados foram colocados num banho de água (37 °C) imediatamente após a colheita do sémen e testados quanto às características de rotina da qualidade do sémen, tais como volume, cor, pH, concentração de espermatozóides e atividade de massa. Os ejaculados com uma ampla gama de pH, padrões de cor estranhos ou uma pequena quantidade foram rejeitados, enquanto os restantes ejaculados foram inspeccionados e processados para investigação posterior. Os ejaculados foram testados para parâmetros seminais de rotina e aceites para avaliação depois de cumprirem as normas do Protocolo Mínimo Padrão (MSP), tais como concentração: $>2,5 \times 10^9$ espermatozóides/mL; atividade de massa: >3+, motilidade individual: >70%, e anormalidade geral não superior a 10%. Seguindo a metodologia de seleção acima descrita, foram escolhidos 50 de 72 ejaculados (6 patos x 12 ejaculados). Na sequência das avaliações preliminares, dois ejaculados sucessivos do mesmo macho (doravante designados por "amostra", n = 25) foram agrupados e tratados com uma diluição inicial dupla com um extensor Tris-glicose-citrato-gema de ovo específico para caprinos, previamente aquecido (37 °C). Assim, 50 ejaculados escolhidos foram reunidos a partir de 72 colheitas originais para fornecer 25 amostras para a experiência. As amostras parcialmente diluídas foram transportadas para o laboratório num frasco isolado cheio de água quente (37 °C) para processamento posterior. As amostras de esperma diluídas foram retidas em tubos de vidro e arrefecidas de 37 para 5°C a uma taxa de 0,2-0,3°C/min, e depois mantidas a 5°C durante toda a experiência. As características da qualidade do esperma foram testadas após 30 min, 12 h, 24 h, 48 h, 72 h e 96 h.

Avaliação do sémen

Parâmetros seminais, como motilidade espermática (Salisbury *et al.* 1978), viabilidade e anormalidades morfológicas totais dos espermatozoides pela coloração de Eosina-Nigrosina (Agarwal *et al.* 2016), integridade acrossomal pela coloração de Giemsa (Watson 1975) e integridade da membrana plasmática pelo teste de dilatação hipo-osmótica (Jeyendran *et al.* 1984) e integridade nuclear pela técnica de coloração de Feulgen (Barth e Oko 1989) foram determinados com procedimentos padrão.

Ensaios bioquímicos

Uma alíquota de sémen de cada amostra foi centrifugada a 3000 × g durante 15 minutos a 4°C; os pellets de esperma foram separados e lavados por ressuspensão em tampão fosfato salino (PBS) e centrifugados (três vezes). Uma gota de plasma seminal foi examinada sob um microscópio de alta potência para determinar se estava livre de espermatozóides. Os espermatozóides foram adicionados a 1 mL de água desionizada após a centrifugação final, congelados e mantidos a -80°C para análise posterior. A concentração de espermatozóides foi avaliada no momento da estimativa e depois rediluída para incluir 150 milhões de células por mL. O MDA e o colesterol total foram medidos nos espermatozóides, enquanto AST, ALT, LDH e TAC foram avaliados no plasma seminal.

O nível de peroxidação lipídica dos espermatozóides foi medido pela determinação da produção de malondialdeído (MDA) usando ácido

tiobarbitúrico (TBA) de acordo com o método de Suleiman *et al.* (1996). Os antioxidantes no plasma seminal (mM/L) foram estimados pelo kit de ensaio colorimétrico TAC (709001; Cayman Chemical Co., EUA) de acordo com as directrizes do fabricante. O conteúdo de colesterol nos espermatozóides foi estimado com o uso do kit de ensaio de colesterol (Span Diagnostics Ltd., Índia), e os resultados foram expressos como µg de colesterol/108 espermatozóides. As actividades de enzimas intracelulares, como AST, ALT e LDH, foram estimadas no plasma seminal com um kit de ensaio (Span Diagnostics Ltd., Índia).

Análise estatística

A análise estatística foi efectuada utilizando o procedimento PROC GLM do software Statistical Analysis Software (SAS, versão 9.3.1; SAS Institute, Inc., Cary, NC, 2011). A análise de variância (ANOVA) foi aplicada para determinar os efeitos do cloridrato de cisteína nos parâmetros de qualidade do sêmen e nos perfis bioquímicos do sêmen líquido preservado e, para comparação múltipla, foi aplicado o teste de intervalo múltiplo de Duncan. Os dados relativos aos parâmetros de qualidade do sémen e aos perfis bioquímicos foram analisados através do procedimento de modelos lineares gerais (séries temporais com medidas repetidas). Os valores médios foram expressos como média ± SEM. As diferenças foram consideradas significativas se $P<0,05$.

RESULTADOS

O presente estudo revelou que o sêmen de cabra Teressa era principalmente de cor branca cremosa com um volume médio de 0,92 ± 0,23 mL, atividade de massa de 3,75 ± 0,05, pH de 6,88 ± 0,04,

concentração de $3,74 \pm 0,07 \times 10^9$ espermatozóides por mL, motilidade de $86,16 \pm 1,62\%$, viabilidade de $87,32 \pm 0,93\%$, anormalidade espermática total de $6.26 \pm 0,16\%$, integridade acrossomal de $88,79 \pm 1,10\%$, integridade da membrana plasmática de $87,60 \pm 1,36\%$, integridade nuclear de$86,22 \pm 0,67\%$, TAC de $1,34 \pm 0,06$ mM/L, MDA de $2.19 \pm 0,03$ nM/10^8 espermatozóides, colesterol total de $26,99 \pm 0,88$ pg/10^8 espermatozóides, AST de$43,26 \pm 1,35$ U/L, ALT de $15,34 \pm 0,34$ U/L e LDH de $215,94 \pm 3,10$ U/L. Os resultados revelaram que o sémen tratado com 20 µg de melatonina teve significativamente ($p < 0,05$) maior motilidade, viabilidade, membrana plasmática, integridade acrossomal e nuclear e TAC e teve significativamente ($p < 0,05$) menores anormalidades espermáticas totais, fuga de AST, ALT e LDH, MDA e efluxo de colesterol em comparação com os grupos de controlo, 10 µg e 40 µg de melatonina tratados em diferentes horas de armazenamento líquido (Tabela 1 e Tabela 2). Além disso, estes parâmetros de qualidade do sémen e antioxidantes mostraram uma tendência crescente e a anomalia total do esperma, MDA, fuga de enzimas intracelulares e efluxo de colesterol mostraram uma tendência decrescente do Gr I para o Gr III e depois tendências opostas do Gr III para o Gr IV em diferentes horas de armazenamento líquido. Assim, a melatonina 20 µg foi a dose óptima ou adequada para a preservação do sémen líquido no sémen de Teressa buck. Além disso, a melatonina 10 µg e 40 µg foram inferiores em comparação com o tratamento de 20 µg para essas características do sêmen, e houve uma diferença significativa ($P < 0,05$) entre 10 µg ou 40 µg e 20 µg para essas respostas. A partir dos dados deste experimento, ficou evidente que a adição de melatonina, especialmente a 20 μg ao diluente de sêmen, resultou em uma melhora significativa na qualidade do sêmen, na atividade antioxidante e na redução do efluxo de colesterol, do vazamento de enzimas intracelulares e da produção de MDA no sêmen caprino armazenado *in vitro* a 5°C por 30 min, 12 h, 24 h, 48 h, 72 h e 96 h. Imediatamente após a diluição (30 min), os grupos de tratamento e de controlo apresentavam motilidade espermática total, viabilidade, integridade acrossomal, integridade da membrana plasmática, integridade nuclear, anormalidade espermática total, TAC, MDA, AST, ALT e LDH semelhantes, ao passo que, nos intervalos de tempo subsequentes, estes parâmetros de qualidade do sémen e o TAC eram mais elevados e a anormalidade espermática, MDA, AST, ALT e LDH eram significativamente mais baixos ($P < 0,05$) nos grupos tratados com glutatião reduzido em comparação com o grupo de controlo. No entanto, parâmetros de qualidade do sémen e TAC significativamente mais elevados ($P < 0,05$) e menor anormalidade espermática, MDA, AST, ALT e LDH foram observados no grupo III contendo 20 μg de melatonina. Assim, os espermatozóides de pato tratados com 20 μg de melatonina tiveram maior qualidade seminal e TAC por mais tempo. Portanto, pode-se concluir que a melatonina ajudou a manter a qualidade do esperma por mais tempo.

DISCUSSÃO

A inclusão de melatonina no diluidor de sémen melhorou os parâmetros de qualidade do sémen e os perfis antioxidantes e diminuiu a fuga de enzimas intracelulares, evitou o efluxo de colesterol, reduziu a formação de MDA, anomalias nucleares e anomalias morfológicas totais dos espermatozóides de cabra. Assim, a melatonina melhorou e protegeu a integridade estrutural e o desempenho funcional dos espermatozóides a um nível mais elevado. Mas muitos autores relataram que a melatonina tem efeitos benéficos na preservação dos espermatozóides de mamíferos e melhora os parâmetros funcionais dos espermatozóides (Casao *et al.* 2010, Ashrafi *et al.* 2011, Hyun-Yong *et al.* 2006, Ashrafi *et al.* 2013, Rao e Gangadharan 2008, Ramadan *et al.*, 2009, du Plessis *et al.*, 2010). Não foram efectuadas investigações semelhantes na cabra Teressa e, de acordo com a literatura disponível, esta é a primeira informação sobre o efeito da melatonina no esperma preservado em líquido da cabra Teressa. A análise de vários parâmetros seminais, tais como a motilidade progressiva, a vivacidade, o acrossoma, a integridade da membrana plasmática e as anomalias do ADN são importantes para a utilização extensiva do sémen na inseminação artificial. No presente estudo, a suplementação com melatonina sobre estes parâmetros revelou uma diferença significativa entre os grupos de tratamento. Os efeitos benéficos da melatonina na preservação do sémen devem-se ao facto de ser um antioxidante muito potente (Casao *et al.*, 2010, Ashrafi *et al.*, 2011, Hyun-Yong *et al.*, 2006, Ashrafi *et al.*, 2013).

Devido à membrana do esperma de mamíferos ter ácidos gordos polinsaturados elevados, torna o esperma muito suscetível a LPO, que ocorre como resultado da oxidação dos lípidos da membrana por moléculas de oxigénio parcialmente reduzidas, tais como superóxido, peróxido de hidrogénio e radicais hidroxilo (Dandekar *et al.*, 2002, Asadpour *et al.*, 2011). A peroxidação lipídica da membrana espermática leva, em última análise, ao comprometimento da função espermática devido aos ataques de ROS, à alteração da motilidade espermática e da integridade da membrana e aos danos ao DNA espermático e à fertilidade por meio do estresse oxidativo e da produção de aldeídos citotóxicos (Gavella *et al.,* 1996). Além disso, o sistema antioxidante do plasma seminal e dos espermatozóides é comprometido durante o processamento do sémen (Alvarez e Storey 1992). Os níveis de antioxidantes diminuem durante o processo de conservação devido à diluição do sémen com extensor e à geração excessiva de moléculas de ROS (Andrabi 2009, Kumar *et al.,* 2011). Os sistemas antioxidantes naturais e sintéticos foram descritos como um mecanismo de funcionamento de defesa contra a peroxidação lipídica (LPO) no sémen (Shoae e Zamiri 2008). Portanto, a inclusão de antioxidantes exógenos com antioxidantes naturais poderia reduzir o impacto do stress oxidativo durante o processo de armazenamento de esperma, e assim melhorar a qualidade do sémen refrigerado (Perumal *et al.,* 2013, Ashrafi *et al.,* 2011, Asadpour *et al.,* 2012).

Os resultados do presente estudo mostraram que a adição de 20 µg de melatonina melhora a qualidade de conservação do sémen de mithun apresentado a 5°C. A motilidade do esperma diminuiu com o tempo de armazenamento e permaneceu acima de 50% por até 30 horas. Em contraste, a taxa de declínio na percentagem de motilidade foi maior em amostras de sémen tratadas com 40 µg de melatonina ou sem melatonina. Mas a inclusão de 20 µg de melatonina, os parâmetros de motilidade e viabilidade foram aumentados em comparação com o grupo de controlo (du Plessis *et al.,* 2010, Succu *et al.,* 2011). Foi relatado que a qualidade do sémen refrigerado diminuiu com o tempo e permaneceu adequado para uso até 30 horas, conforme avaliado pela motilidade e morfologia (Urata *et al.,* 2001). Os diferentes efeitos dos diferentes níveis de melatonina podem ser explicados de acordo com o relatório de Ashrafi *et al.* (2011) e Shoae e Zamiri (2008) mostraram que a quantidade excessiva de antioxidantes causou alta fluidez da membrana plasmática acima do ponto desejado, tornando os espermatozóides mais propensos a danos acrossomais. Além disso, a concentração de antioxidantes adicionados ao extensor deve ser considerada, uma vez que a alta dosagem de antioxidantes pode ser prejudicial aos espermatozóides devido à mudança na condição fisiológica do extensor de sêmen. No mithun, a sobrevivência dos espermatozóides aumentará quando a dosagem de antioxidante adicionada ao extensor aumentar. No entanto, a dosagem de antioxidante maior do que a quantidade necessária foi tóxica para os espermatozóides (Maxwell e Stojanov 1996). A expressão excessiva de melatonina pode refletir um defeito no desenvolvimento ou maturação dos espermatozóides, bem como danos celulares do esperma, resultando na diminuição do potencial de fertilização do esperma (Ashrafi *et al.,* 2013). Da mesma forma, no presente estudo, o aumento da dosagem de melatonina a 40 μg afectou os parâmetros seminais e bioquímicos no extensor de sémen de cabra. Ao mesmo tempo, uma menor taxa de dosagem também afectou os parâmetros do esperma. Mas, de acordo com a dosagem, os parâmetros aumentaram até 20 μg e depois diminuíram para 40 μg. Diferenças nos protocolos de preservação e formulações de extensores entre laboratórios, o tempo de adição/exposição do esperma com antioxidante, a concentração de antioxidantes e entre espécies podem explicar, pelo menos em parte, essa variabilidade. A melhoria da qualidade do sémen devido à adição de melatonina exógena registada no presente estudo foi previamente relatada sob a forma de motilidade e membrana acrossomal intacta em esperma de carneiro (Casao *et al.*, 2010, Ashrafi *et al.*, 2011), esperma de touro (Ashrafi *et al.*, 2013) e esperma de javali (Hyun-Yong *et al.*, 2006). Além disso, a adição de melatonina exógena melhorou significativamente as percentagens de morfologia do DNA, viabilidade espermática e membrana plasmática intacta (caudas inchadas), especialmente a um nível de 20 µg de melatonina (du Plessis *et al.*, 2010, Succu *et al.*, 2011). As percentagens mais elevadas de membranas plasmáticas e acrossomais intactas que foram encontradas na presente experiência devido a 20 µg de melatonina podem ser a razão para uma melhor motilidade nestas amostras (Ashrafi *et al.*, 2013). As mitocôndrias nos espermatozóides envolvem o axossoma, ligam-se a fibras densas nas partes centrais e produzem trifosfato de adenosina (ATP). Foi relatado (Aitken e Clarkson 1987) que o axonema e as mitocôndrias nos espermatozóides podem ser danificados por um alto nível de ROS. Os estudos demonstraram que a melatonina pode estabilizar e proteger as mitocôndrias através de vários mecanismos (Martin *et al.*, 2000, Castroviejo *et al.*, 2002, León *et al.*, 2005, López *et al.*, 2009).

A melatonina ajuda a manter a integridade do acrossoma normal e estabiliza o plasmalema dos espermatozóides e assim aumenta a motilidade (Rao e Gangadharan 2008, Ramadan *et al.*, 2009, du Plessis *et al.*, 2010, Sonmez *et al.*, 2007, Fujinoki, 2008, Jang *et al.*, 2010). A melatonina, em células de esperma é capaz de reagir com muitos ROS diretamente para proteger as células de mamíferos contra o stress oxidativo, e, portanto, manter a motilidade dos espermatozóides (Ashrafi *et al.*, 2013). Portanto, como visto por este estudo, tentativas de melhorar a motilidade e viabilidade das células espermáticas através da incorporação de melatonina no armazenamento líquido (Ashrafi *et al.*, 2011) e forma de sémen congelado têm sido investigadas (Casao *et al.*, 2010, Ashrafi *et al.*, 2013).

Um relatório recente sugeriu que a qualidade do sémen é deteriorada (Aitken *et al.*, 2010) pela qual os danos no ADN são induzidos no gâmeta masculino por stress oxidativo e os espermatozóides são particularmente vulneráveis a isto porque geram ROS e são ricos em alvos para o ataque oxidativo. Os autores também chamam a atenção para o facto de que, como os espermatozóides são transcritivamente inactivos e têm pouco citoplasma, são deficientes tanto em antioxidantes como em sistemas de reparação do ADN (Aitken e Fisher 1994). O stress oxidativo pode ser uma causa de infertilidade masculina e contribuir para a fragmentação do ADN nos espermatozóides (Aitken e Fisher 1994). Existem poucos estudos sobre os efeitos da adição de antioxidantes aos extensores durante o arrefecimento e / ou congelamento de espermatozóides de mamíferos (Ashrafi *et al,* 2013, Kankofer *et al,* 2005). No sémen de cabra, as ROS são geradas principalmente por espermatozóides danificados e anormais e por leucócitos contaminantes. As ROS danificam as células através de alterações nos lípidos, proteínas e ADN. Os espermatozóides são potencialmente susceptíveis a danos peroxidativos causados pelo excesso de ROS devido a quantidades elevadas de ácidos gordos polinsaturados nos fosfolípidos da membrana e ao citoplasma escasso. No presente estudo, a adição de melatonina reduziu a fragmentação do ADN, especialmente a 20 µg de sémen de mithun conservado a 5oC durante 30 horas. É semelhante aos relatórios de Succu *et al.* (2011) que a adição de melatonina preservou a integridade do DNA em espermatozóides de carneiro criopreservados.

Além disso, mantém a integridade da membrana plasmática e mitocondrial e a estrutura do citoesqueleto dos flagelos dos espermatozóides como efeitos de proteção celular (Martin *et al.*, 2000, Castroviejo *et al.*, 2002, León *et al.*, 2005, López *et al.*, 2009). A melatonina também protege e estimula as actividades dos antioxidantes (Karbownik e Reiter 2000), o que ajuda a manter o transporte da membrana (Alvarez e Storey 1992) e a fertilidade dos espermatozóides. Resulta indiretamente na redução do número de radicais livres, ROS, e também pode aumentar a produção de moléculas que protegem os espermatozóides contra o stress oxidativo. De facto, a melatonina demonstrou ser duas vezes mais potente que a vitamina E na remoção de radicais peroxil (Pieri *et al,* 1994, Reiter *et al.*, 1995) e é mais eficaz na eliminação de radicais hidroxil do que a glutationa e o manitol (Hardeland *et al.*, 1993).

As enzimas como os níveis de AST e ALT no plasma seminal são muito importantes para o metabolismo do esperma assim como para a função espermática (Brooks 1990), fornecem energia para a sobrevivência, motilidade e fertilidade dos espermatozóides e estas actividades de transaminase no sémen são bons indicadores da qualidade do sémen porque medem a estabilidade da membrana do esperma (Corteel 1980). Assim, o aumento da percentagem de espermatozóides anormais na preservação causa alta concentração de enzimas transaminase no fluido extracelular devido a danos na membrana do esperma e facilidade de fuga de enzimas dos espermatozóides (Gündogan *et al.*, 2006). Além disso, o aumento das actividades AST e ALT do plasma seminal e do sémen na fase de armazenamento líquido pode ser devido à instabilidade estrutural do esperma (Buckland 1971). No presente estudo, os níveis de AST e ALT foram menores no sémen preservado com 20 µg de melatonina em diferentes períodos de armazenamento, uma vez que estabiliza a integridade da membrana do acrossoma, plasma, mitocôndrias e flagelos do esperma (Martin *et al.*, 2000, Castroviejo *et al.*, 2002, León *et al.*, 2005, López *et al.*, 2009).

Também evita o efluxo de colesterol da membrana espermática e a produção de MDA em diluentes, o que indica que evita a capacitação prematura e a reação acrossomal, uma vez que actua como antioxidante (Ashrafi *et al.*, 2013, Gavella e Lipovac 2000). Juntamente com os fosfolípidos, o colesterol é necessário para a integridade física da célula e assegura a fluidez da membrana celular (Srivastava *et al.*, 2013). O colesterol desempenha um papel especial na membrana do espermatozoide porque a sua libertação da membrana do espermatozoide inicia o passo chave no processo de capacitação e reação de acrossoma que é crucial para a fertilização (Witte e Schafer-Somi 2007). Além disso, a adição de colesterol aos diluentes antes da descongelação aumenta a resistência dos espermatozóides ao stress causado pelos procedimentos de congelação-descongelação, preservando a motilidade dos espermatozóides e o potencial de fertilização (Moore *et al.*, 2005). No presente estudo, o efluxo de colesterol e a produção de MDA foram diminuídos no grupo tratado com melatonina em comparação com o grupo de controlo não tratado (Ashrafi *et al.*, 2013). No entanto, foi recentemente relatado que a melatonina previne a capacitação dos espermatozóides in vitro e alterações apoptóticas (Casao *et al.*, 2010), o que pode ser explicado por uma ação direta desta hormona nos espermatozóides. O efeito da melatonina na prevenção de alterações apoptóticas pode estar relacionado com as suas actividades antioxidantes e de eliminação de radicais livres que também aumentam a taxa de fertilidade (Casao *et al.*, 2010). Assim, as amostras de sémen tratadas com melatonina terão um elevado poder de crioresistência do que o grupo de controlo não tratado. No presente estudo, observou-se que os parâmetros do esperma que recebeu 20 µg de melatonina foram significativamente mais elevados do que os do outro grupo e do grupo de controlo. Estes resultados são basicamente consistentes com os resultados relatados anteriormente (Gavella e Lipovac 2000). Além disso, a inclusão de melatonina no extensor de sémen aumentou o TAC. Isto pode ser devido aos efeitos estimulantes da melatonina sobre a atividade das enzimas envolvidas na defesa antioxidante (Ashrafi *et al.*, 2013). No presente estudo, com base no resultado, o efeito da melatonina sobre os parâmetros seminais e bioquímicos é dependente da dose (Casao *et al.*, 2010, Ashrafi *et al.*, 2011, Ashrafi *et al.*, 2013, Succu *et al.*, 2011, Fujinoki 2008) e a 20 µg de melatonina foi a dose ideal para a preservação do sémen caprino na

fase líquida. Além disso, 10 µg de melatonina foi baixa e 40 µg de melatonina foi uma dose excessiva para a preservação do sémen caprino no armazenamento líquido.
A descoberta mais interessante do presente estudo é que a melatonina melhorou a qualidade do sémen da estação seca de verão ao nível dos espermatozóides frescos recolhidos durante a estação das chuvas. Este tipo de espermatozóides pode ser utilizado em diferentes tecnologias de reprodução assistida após a suplementação de antioxidantes durante este período seco de verão. Com base em estudos anteriores, foi observada uma maior qualidade espermática nas amostras de sémen de controlo, tanto de sémen fresco como de sémen líquido armazenado, colhido durante a estação das chuvas, o que provavelmente foi responsável por mascarar quaisquer efeitos significativos da suplementação de antioxidantes nestes tipos de espermatozóides durante a estação das chuvas. De facto, os espermatozóides expressam os seus melhores desempenhos durante a estação das chuvas e normalmente não necessitam de quaisquer melhorias adicionais relativamente aos seus parâmetros de qualidade. Em contraste, os parâmetros de qualidade durante a estação seca de verão foram muito baixos, com efeitos claros dos antioxidantes nas suas melhorias.

O presente estudo concluiu que a adição de 20 µg de melatonina ao extensor de sémen reduziu o stress físico e oxidativo, aumentou os níveis de antioxidantes, melhorou os parâmetros de qualidade do sémen e diminuiu a fuga de enzimas e a formação de radicais livres no sémen de cabras Teressa. Apesar dos resultados positivos, presume-se que as células de esperma tratadas com melatonina mostrarão um melhor nível de potencial de fertilização em estudos de fertilidade in-vitro ou in-vivo com uma maior taxa de gravidez no campo.

REFERÊNCIAS

Agarwal A, Gupta S e Sharma R. 2016. Procedimento de coloração com Eosina-Nigrosina. In: Agarwal A, Gupta S, Sharma R. (Eds.), Andrological evaluation of male infertility. Springer. https://doi.org/10.1007/978-3- 319-26797-5 8

Agarwal A, Prabakaran S A. 2005. Mechanism, measurement, and prevention of oxidative stress in male reproductive physiology (Mecanismo, medição e prevenção do stress oxidativo na fisiologia da reprodução masculina). *Indian Journal OfExperimental Biology* 43(11): 963-74.

Agarwal A, Virk G, Ong C e Plessis S. 2014. Efeito do stress oxidativo na reprodução masculina. *Revista Mundial de Saúde Masculina* 32: 1.

Aitken J e Fisher H. 1994. Reactive oxygen species generation and human spermatozoa: the balance of benefit and risk. *Bioassays* 16(4): 259-267.

Aitken R J, De Luliis G N, Finnie J M, Hedges A e McLachlan R. 2010. Análise das relações entre stress oxidativo, danos no ADN e vitalidade dos espermatozóides numa população de pacientes: desenvolvimento de critérios de diagnóstico. *Reprodução Humana* 25(10): 2415-2426.

Aitken RJ e Clarkson JS. 1987. Cellular basis of defective sperm function and its association with the genesis of reactive oxygen species by human spermatozoa. *Journal of Reproduction and Fertility* 81(2): 459-469.

Alvarez J G e Storey B T. 1992. Evidência de aumento do dano peroxidativo lipídico e perda da atividade da superóxido dismutase como modelo de dano crio sub-letal ao esperma humano durante a criopreservação. *Journal of Andrology* 13(3): 232-41.

Amoah E A e Gelaye S. 1997. Avanços biotecnológicos na reprodução de cabras. *Jornal de Ciência Animal* 75: 578-85.

Andrabi SMH. 2009. Factores que afectam a qualidade dos espermatozóides criopreservados de búfalo *(Bubalus bubalis)*. *Reprodução nos Animais Domésticos* 44(3): 552-569.

Asadpour R, Jafari R e Tayefi-Nasrabadi H. 2011. Effect of various levels of catalase antioxidant in semen extensers on lipid peroxidation and semen quality after the freeze-thawing bull semen. *Fórum de Investigação Veterinária* 2(4): 218-221.

Asadpour R, Jafari R e Tayefi-Nasrabadi H. 2012. O efeito da suplementação antioxidante em extensores de sémen na qualidade do sémen e na peroxidação lipídica de espermatozóides de touro refrigerados. *Jornal iraniano de investigação veterinária* 13(3): 246 - 9.

Ashrafi I, Kohram H e Ardabili FF. 2013. Efeitos antioxidantes da melatonina na cinética, parâmetros microscópicos e oxidativos de espermatozóides de touro criopreservados. *Ciência da Reprodução*

Animal 139(14): 25-30.

Ashrafi I, Kohram H, Naijian H, Bahreini M e Poorhamdollah M. 2011. Efeito protetor da melatonina nos parâmetros de motilidade espermática no armazenamento líquido de sémen de carneiro a 5°C. *Jornal Africano de Biotecnologia* 10(34): 6670-6674.

Awad H, Halawa F, Mostafa T e Atta H. 2006. Perfil hormonal da melatonina em homens inférteis. *Jornal Internacional de Andrologia* 29(3): 409-413.

Barth A D e Oko R J. 1989. Preparação do sémen para exame morfológico. In: Morfologia anormal de espermatozóides bovinos. Ames, IA: Iowa State University Press; pp. 8-18.

Baumber J, Ball B A e Linfor J J. 2005. Avaliação da criopreservação de espermatozóides de equídeos na presença de enzimas e antioxidantes. *Jornal Americano de Investigação Veterinária* 66(5): 772-9.

Baumber J, Ball B A, Gravance C G, Medina V e Davies-Morel M C G. 2000. The effect of reactive oxygen species on equine sperm motility, viability, acrosomal integrity, mitochondrial membrane potential and membrane lipid peroxidation. *Journal of Andrology* 21: 895-902.

Brooks D E. 1990. Biochemistry of the male accessory glands (Bioquímica das glândulas acessórias masculinas). In: Fisiologia da reprodução de Marshall. Ed: G. E. Lamming, 4ª ed., Edimburgo, Churchill Livingstone, pp. 569-690.

Buckland R B. 1971. A atividade de seis enzimas do plasma seminal e do esperma de galinha. 1. Efeito do armazenamento in vitro e de famílias de irmãos completos na atividade enzimática e na fertilidade. *Poultry Science* 50(6): 1724-1734.

Casao A, Cebrián I, Assumpcao M E *et al.* 2010. Variações sazonais da melatonina no plasma seminal de carneiro estão correlacionadas com as da testosterona e das enzimas antioxidantes. *Biologia Reprodutiva e Endocrinologia* 8(1): 59.

Casao A, Mendoza N, Pérez-Pé R *et al.* 2010. A melatonina previne a capacitação e as alterações apoptóticas dos espermatozóides de carneiro e aumenta a taxa de fertilidade. *Jornal de Pesquisa Pineal* 48(1): 39-46.

Castroviejo DA, Escames G, Carazo A, Leon J, Khaldy H e Reiter RJ. 2002. Melatonin, mitochondrial homeostasis and mitochondrial-related diseases. *Tópicos actuais em Química Medicinal* 2(2): 133-151.

Corteel J M. 1980. Effects du plasma séminal sur la survie et la fertilité des spermatozoids conservés in vitro. *Reproduction Nutrition Development* 20(4): 1111-1123.

Dandekar SP, Nadkarni GD, Kulkarni VS e Punekar S. 2002. Lipid peroxidation and antioxidant enzymes in male infertility (Peroxidação lipídica e enzimas antioxidantes na infertilidade masculina). *Jornal de Medicina de Pós-Graduação* 48(3): 186-189.

du Plessis SS, Hagenaar K e Lampiao F. 2010. Os efeitos in vitro da melatonina na função espermática humana e as suas actividades de eliminação de NO e ROS. *Andrologia* 42(2): 112-116.

Fujinoki M. 2008. Hiperactivação dos espermatozóides de hamster com recurso à melatonina. *Reprodução* 136(5): 533-541.

Gangwar C, Saxena A, Patel A, Singh S P, Yadav S, Kumar R e Singh V. 2018. Efeito da suplementação de glutationa reduzida na criopreservação induzida por crioinjúrias de esperma no sémen de touro Murrah. *Animal Reproduction Science* 192: 171-8.

Gavella M e Lipovac V. 2000. Efeito antioxidante da melatonina nos espermatozóides humanos. *Arquivos de Andrologia* 44(1): 23-27.

Gavella M, Lipovac V, Vucic M e Rocic B. 1996. Relação da atividade do esperma do tipo superóxido dismutase com outras enzimas específicas do esperma e peroxidação lipídica induzida experimentalmente em homens inférteis. *Andrologia* 28(4): 223-229.

Gündogan M. 2006. Alguns parâmetros reprodutivos e constituintes do plasma seminal em relação à estação do ano em carneiros Akkaraman e Awassi. *Turkish Journal of Veterinary and Animal Sciences* 30(1): 95-100.

Hardeland R, Reiter RJ, Poeggeler B e Tan DX. 1993. O significado do metabolismo da neuro-hormona melatonina: proteção antioxidante e formação de substâncias bioactivas. *Neuroscience and Biobehavioral Reviews* 17(3): 347-357.

Hardeland R. 2005. Proteção antioxidante pela melatonina:

multiplicidade de mecanismos desde a desintoxicação radical até à prevenção radical. *Endocrine* 27(2): 119-130.

Hyun-Yong J, Sung-Gon K, Jong-Taek K *et al.* 2006. Efeitos dos antioxidantes na motilidade dos espermatozóides durante o armazenamento in vitro de sémen de javali. *Jornal Coreano de Gerontologia* 16(6): 47-51.

Jang HY, Kim YH, Kim BW *et al.* 2010. Efeitos benéficos da melatonina contra o stress oxidativo induzido pelo peróxido de hidrogénio nas características do esperma do varrasco e subsequente desenvolvimento embrionário in vitro. *Reproduction in Domestic Animals* 45(6): 943-950.

Jayaganthan P, Perumal P, Balamurugan T C, Verma R P, Singh L P, Pattanaik A K e Meena K. 2013. Efeitos da suplementação com *Tinospora cordifolia* na qualidade do sémen e no perfil hormonal do carneiro. *Ciência da Reprodução Animal* 140(1): 47-53.

Jeyakumar S, Sunder J, Yadav S P, De A K, Kundu A, Kundu M S e Sujatha T. 2020. Estimativa da diversidade genética entre a população de cabras Teressa das ilhas A e N utilizando marcadores de microssatélites. *Jornal Indiano de Investigação Animal* 54(12): 1465-9.

Jeyendran R S, Van der Ven H H, Perez-Pelaez M, Crabo B G e Zaneveld L J. 1984. Desenvolvimento de um ensaio para avaliar a integridade funcional da membrana do esperma humano e a sua relação com outras características do sémen. *Journal of*

Reproduction and Fertility 70(1): 219-28.

Kankofer M, Kolm G, Aurich J e Aurich C. 2005. Atividade da glutationa peroxidase, superóxido dismutase e catalase e intensidade da peroxidação lipídica no sémen de garanhão durante o armazenamento a 5°C. *Theriogenology* 63(5): 1354-1365.

Karbownik M e Reiter RJ. 2000. Antioxidative effects of melatonin in protection against cellular damage caused by ionizing radiation. *Experimental Biology and Medicine* 225(1): 9-22.

Kumar R, Jagan Mohanarao G, Arvind A e Atreja SK. 2011. Genotoxicidade induzida por congelamento e descongelamento em espermatozóides de búfalo *(Bubalus bubalis)* em relação ao estado antioxidante total. *Relatórios de Biologia Molecular* 38(3): 1499-1506.

León J, Acuha-Castroviejo D, Escames G, Tan DX e Reiter RJ. 2005. A melatonina atenua o mau funcionamento das células. *Jornal de Pesquisa Pineal* 38(1): 1-9.

López A, García JA, Escames G *et al.* 2009. A melatonina protege as mitocôndrias dos danos oxidativos reduzindo o consumo de oxigénio, o potencial de membrana e a produção de aniões superóxido. *Jornal de Pesquisa Pineal* 46(2): 188-198.

Martin M, Macias M, Escames G, Leon J e Acuna-Castroviejo D. 2000. Melatonin but not vitamins C and E maintains glutathione homeostasis in t-butyl hydroperoxide-induced mitochondrial oxidative stress. *FASEB Journal* 14(12): 1677-1679.

Maxwell W M e Salamon S. 1993. Armazenamento líquido de sémen de carneiro: uma revisão. *Reproduction, Fertility and Development* 5: 613-38.

Maxwell WMC e Stojanov T. 1996. Armazenamento líquido de sémen de carneiro na ausência ou presença de alguns antioxidantes. *Reprodução, Fertilidade e Desenvolvimento* 8(6): 1013-1020.

Moore A I, Squires E L e Graham J K. 2005. Adiciona colesterol à membrana plasmática do espermatozoide de garanhão e melhora a criosupervivência. *Cryobiology* 51(3): 241-249.

O'Hara L, Hanrahan J P, Richardson L, Donovan A, Fair S, Evans A C O e Lonergan P. 2010. Efeito da duração do armazenamento, temperatura de armazenamento e diluente sobre a viabilidade e fertilidade do esperma fresco de carneiro. *Theriogenology* 73: 541-9.

Pahkla R, Zilmer M, Kullisaar T e Rago L. 1998. Comparação da atividade antioxidante da melatonina e da pinolina in vitro. *Jornal de Investigação Pineal* 24(2): 96-101.

Perumal P, Chamuah J K e Rajkhowa C. 2013. Efeito da catalase no armazenamento líquido (5^0 C) do sémen de mithun *(Bos frontalis)*. *Asian Pacific Journal of Reproduction* 2(3): 209-14.

Perumal P, Chamuah J K, Nahak A K e Rajkhowa C. 2015. Efeito da melatonina no armazenamento líquido (5°C) do sémen com estudo retrospetivo da taxa de parto em diferentes estações do ano em mithun (*Bos frontalis)*. *Asian Pacific Journal of Reproduction* 4(1):

1-12.

Perumal P, Chang S, Baruah K K e Srivastava N. 2018. A administração de melatonina exógena de liberação lenta modula os perfis de estresse oxidativo e a capacidade de fertilização *in vitro* dos espermatozóides de mithun criopreservados. *Theriogenology* 120: 79-90.

Perumal P, Chang S, Khate K, Vupru K e Bag S. 2019. A suplementação alimentar de óleo de linhaça modula a produção de sémen e os seus parâmetros de qualidade, congelabilidade, perfis de stress oxidativo, biometria escrotal e testicular e perfis endocrinológicos em mithun. *Theriogenology* 136: 47-59.

Perumal P, Selvaraju S, Barik A K, Mohanty D N, Das S e Mishra P C. 2011b. Role of reduced glutathione in improving post-thawed frozen seminal characters of poor freezable Jersey crossbred bull semen. *Indian Journal of Animal Sciences* 81(8): 807-10.

Perumal P, Selvaraju S, Selvakumar S, Barik A K, Mohanty D N, Das R K, Das S e Mishra P C. 2011a. Effect of pre-freeze addition of cysteine hydrochloride and reduced glutathione in semen of crossbred Jersey bulls on sperm parameters and conception rates. *Reprodução em animais domésticos* 46(4): 636-41.

Perumal P, Vupru K e Rajkhowa C. 2013. Efeito da adição de glutationa reduzida no armazenamento líquido (5°C) do sémen de mithun *(Bos frontalis)*. *Jornal Indiano de Ciências Animais* 83(10): 1024-8.

Perumal P, Vupru K e Rajkhowa C. 2013. Efeito da adição de taurina no armazenamento líquido (5° C) do sémen de mithun (*Bos frontalis*). *Medicina Veterinária Internacional* 2013: 1-7; Artigo ID 165348.

Perumal P, Vupru K e Rajkhowa C. 2014. Efeito da adição de cloridrato de cisteína no armazenamento líquido (5° C) do sémen de mithun (*Bos frontalis*). *Indian Veterinary Journal* 91(2):76-8.

Perumal P, Vupru K e Rajkhowa C. 2015. Efeito da adição de trealose no armazenamento líquido (5° C) do sémen de mithun *(Bos frontalis)*. *Indian Journal of Animal Research* 49(6): 837-46.

Perumal P. 2014. Efeito da superóxido dismutase no armazenamento líquido (5° C) do sémen de mithun (*Bos frontalis*). *Journal of Animals* 2014: 1-9; Artigo ID 821954.

Pieri C, Marra M, Moroni F, Recchioni R e Marcheselli F. Melatonin: a peroxyl radical scavenger more effective than vitamin E. *Life Sciences* 55(15): PL271-PL276.

Ramadan TA, Taha TA, Samak MA e Hassan A. 2009. Eficácia da exposição a dias longos seguida de tratamento com melatonina nas características do sémen de caprinos machos de Damasco durante as épocas de reprodução e não reprodução. *Theriogenology* 71(3): 458-468.

Rao MV e Gangadharan B. 2008. Potencial antioxidante da melatonina contra a intoxicação induzida pelo mercúrio nos espermatozóides in vitro. *Toxicologia in Vitro* 22(4): 935-942.

Reiter RJ, Richardson BA e Johnson YM. 1980. Pineal melatonin rhythm: reduction in aging Syrian hamsters. *Science* 210(4476): 1372-1373.

Reiter RJ, Tan DX, Kim SJ e Wenbo QI. 1998. Melatonin as a pharmacological agent against oxidative damage to lipids and DNA. *Actas da Sociedade Ocidental de Farmacologia* 41: 229-236.

Reiter RJ. 1973. Controlo pineal de um ritmo reprodutivo sazonal em hamsters dourados machos expostos à luz natural e à temperatura. *Endocrinology* 92(2): 423-430.

Reiter RJ. 1991. Pineal melatonin: cell biology of its synthesis and of its physiological interactions. *Endocrine Reviews* 12(2): 151-180.

Reiter RJ. 1995. Processos oxidativos e mecanismos de defesa antioxidante no cérebro envelhecido. *FASEB Journal* 9(7): 526-533.

Salisbury G W, Van Demark N L e Lodge J R. 1978. Physiology of Reproduction and Artificial Insemination of cattle (Fisiologia da reprodução e inseminação artificial de bovinos). H. Freeman e Comp. São Francisco. U.S.A.

Shoae A e Zamiri M J. 2008. Efeito do hidroxitolueno butilado nos espermatozóides de touro congelados em extensor de gema de ovo-citrato. *Animal Reproduction Science* 104(2-4): 414-8.

Shoae A e Zamiri MJ. 2008. Efeito do hidroxitolueno butilado nos espermatozóides de touro congelados em extensor de gema de ovo-citrato. *Ciência da Reprodução Animal* 104(2-4): 414-418.

Sinha M P, Sinha A K, Singh B K e Prasad P L. 1996 The effect of glutathione on the motility, enzyme leakage and fertility of frozen goat semen. *Theriogenology* 41: 237-43.

Sonmez M, Yüce A e Türk G. 2007. Os efeitos protectores da melatonina e da vitamina E nas actividades das enzimas antioxidantes e nas características do esperma epididimal de ratos machos tratados com homocisteína. *Reproductive Toxicology* 23(2): 226-231.

Srivastava N, Srivastava SK, Ghosh SK, Amit Kumar, Perumal P e Jerome A. 2013. A integridade da membrana do acrossoma e a criocapacitação estão relacionadas ao conteúdo de colesterol dos espermatozóides de touro. *Jornal do Pacífico de Reprodução* 2(2): 126-131.

Succu S, Berlinguer F, Pasciu V, Satta V, Leoni GG e Naitana S. 2011. A melatonina protege os espermatozóides de carneiro de lesões de criopreservação de uma forma dependente da dose. *Jornal de Pesquisa Pineal* 50(3): 310-318.

Suleiman S A, Ali M E, Zaki M S, Malik E M E A e Nast M A. 1996. Peroxidação lipídica e motilidade dos espermatozóides humanos: papel protetor da vitamina E. *Journal of Andrology* 17(5): 530-537.

Tan DX, Chen LD, Poeggeler B, Manchester LC e Reiter RJ. 1993. Melatonin: a potent, endogenous hydroxyl radical scavenger. *Revista Endócrina* 1(4): 57-60.

Tomás-Zapico C e Coto-Montes A. 2005. Um mecanismo proposto

para explicar o efeito estimulante da melatonina sobre as enzimas antioxidantes. *Journal of Pineal Research* 39(2): 99-104.

Urata K, Narahara H, Tanaka Y, Egashira T, Takayama F e Miyakawa I. 2001. Effect of endotoxin-induced reactive oxygen species on sperm motility. *Fertility and Sterility* 76(1): 163-166.

Watson P F. 1975. Utilização de uma coloração Giemsa para detetar alterações nos acrossomas de espermatozóides de carneiro congelados. *Veterinary Record* 97: 12-5.

Wen F, Li Y, Feng T, Du Y, Ren F, Zhang L, Han N, Ma S, Li F, Wang P e Hu J. 2019. O extrato de procianidina de semente de uva (GSPE) melhora a qualidade do esperma de cabra quando preservado a 4 C. *Animais* 9. https://doi.org/10.3390/ani9100810

Witte T S e Schafer-Somi S. 2007. Involvement of cholesterol, calcium and progesterone in the induction of capacitation and acrosome reaction of mammalian spermatozoa. *Ciência da Reprodução Animal* 102(3-4): 181-193.

Table 1. Comparison of quality parameters of liquid stored Teressa goat spermatozoa following preservation with Melatonin (0 μg, 10 μg, 20 μg and 40 μg of melatonin/150 × 10^6 spermatozoa) (Mean ± SEM)

Total Motility						
	30 min	12 h	24 h	48 h	60 h	72 h
Gr 1	84.84±1.26aA	68.75±0.65aB	59.68±0.76aC	50.46±1.02aD	41.67±0.77aE	36.74±0.47aF
Gr 2	84.84±1.26aA	75.98±0.57bB	67.35±0.68bC	59.97±0.67bD	50.85±0.59bE	45.29±0.65bF
Gr 3	84.84±1.26aA	80.36±0.75cAB	76.85±0.91cBC	72.65±0.76cC	66.17±0.76cD	56.35±0.49cE
Gr 4	84.84±1.26aA	70.27±0.53aB	61.38±0.72aC	52.85±0.68aD	43.28±0.63aE	38.97±0.70aF
Viability						
	30 min	12 h	24 h	48 h	60 h	72 h
Gr 1	85.47±1.14aA	70.84±1.12aB	61.28±0.69aC	51.57±0.85aD	42.49±0.65aE	37.27±0.57aF
Gr 2	85.47±1.14aA	78.46±1.21bB	70.37±0.72bC	61.38±0.76cD	52.76±0.72bE	46.35±0.49cF
Gr 3	85.47±1.14aA	84.97±0.76cA	78.65±1.13cB	75.07±0.68dC	68.55±0.69cD	57.64±0.79dE
Gr 4	85.47±1.14aA	72.76±0.87aB	63.85±0.93aC	54.96±0.87bD	44.32±0.78aE	40.39±0.68bF
Total Sperm Abnormality						
	30 min	12 h	24 h	48 h	60 h	72 h
Gr 1	6.69±0.22aA	10.68±0.25bB	13.54±0.48bC	15.64±0.52dD	16.54±0.33cE	16.17±0.45cF
Gr 2	6.69±0.22aA	9.25±0.47abB	10.14±0.32aB	12.86±0.45bC	14.35±0.35bD	15.25±0.38bD
Gr 3	6.69±0.22aA	8.14±0.43aB	9.23±0.38aC	10.13±0.32aC	11.86±0.45aD	12.23±0.29aD
Gr 4	6.69±0.22aA	10.45±0.54bB	12.45±0.42bC	13.97±0.36cD	15.25±0.32cE	16.12±0.28bE
Acrosomal Integrity						
	30 min	12 h	24 h	48 h	60 h	72 h
Gr 1	85.86±0.89aA	70.54±0.65aB	62.75±0.76aC	51.83±0.69aD	44.74±0.83aE	39.43±0.65aF
Gr 2	85.86±0.89aA	79.33±0.77bB	71.97±0.89bC	61.35±0.76bD	53.61±0.52bE	46.74±0.76bF
Gr 3	85.86±0.89aA	84.83±0.78cA	79.34±0.58cB	74.72±0.85cC	68.46±0.65cD	53.62±0.57cE
Gr 4	85.86±0.89aA	72.47±0.82aB	63.83±0.78aC	53.66±0.65aD	46.27±0.74aE	41.47±0.65aF
Plasma membrane Integrity						
	30 min	12 h	24 h	48 h	60 h	72 h
Gr 1	84.35±0.76aA	69.46±0.44aB	59.52±0.56aC	49.93±0.74aD	42.61±0.65aE	37.19±0.65aF
Gr 2	84.35±0.76aA	76.87±0.65bB	68.23±0.75bC	59.84±0.65bD	51.94±0.71cE	46.78±0.59cF
Gr 3	84.35±0.76aA	82.45±0.76cA	76.36±0.62cB	72.39±0.58cC	66.87±0.65dD	50.37±0.65dE
Gr 4	84.35±0.76aA	70.39±0.67aB	61.78±0.54aC	52.17±0.52aD	44.68±0.48bE	40.50±0.66bF
Nuclear Integrity						
	30 min	12 h	24 h	48 h	60 h	72 h
Gr 1	83.75±0.76aA	69.73±0.75aB	63.92±0.52aC	52.75±0.78aD	45.47±0.45aE	38.73±0.46aF
Gr 2	83.75±0.76aA	77.15±0.69bB	70.69±0.75bC	61.63±0.65bD	54.23±0.58bE	47.62±0.52bF
Gr 3	83.75±0.76aA	81.43±0.67cA	79.78±0.78cB	74.55±0.89cC	70.12±0.52cD	55.56±0.60cE
Gr 4	83.75±0.76aA	71.54±0.72aB	64.55±0.67aC	53.69±0.75aD	45.92±0.59aE	39.47±0.55aF

Means bearing different superscripts within rows (A, B, C, D, E and F) and columns (a, b, c and d) differ significantly ($P < 0.05$), n = 25. Gr 1: Control (0 μg of melatonin/150 × 10^6 spermatozoa), Gr 2: 10 μg of melatonin/150 × 10^6 spermatozoa, Gr 3: 20 μg of melatonin/150 × 10^6 spermatozoa and Gr 4: 40 μg of melatonin/150 × 10^6 spermatozoa.

Table 2. Comparison of biochemical attributes of liquid stored Teressa goat semen following preservation with Melatonin (0 µg, 10 µg, 20 µg and 40 µg of melatonin/150 × 10^6 spermatozoa) (Mean ± SEM)

	Total Cholesterol (µg/10^8 sperm)					
	30 min	12 h	24 h	48 h	60 h	72 h
Gr 1	25.76±0.65aA	17.63±0.56aB	13.55±0.49aC	10.87±0.37aD	7.73±0.36aE	4.61±0.36aF
Gr 2	25.76±0.65aA	20.78±0.43bcB	16.49±0.43bC	11.96±0.49aD	8.43±0.49aE	5.94±0.41aF
Gr 3	25.76±0.65aA	22.42±0.41cB	19.57±0.51cC	15.13±0.35bD	12.85±0.45bE	9.32±0.45bF
Gr 4	25.76±0.65aA	19.65±0.37abB	17.29±0.49bcB	11.58±0.34aC	7.53±0.27aD	6.24±0.32aD
	Total antioxidant capacity (mM/L)					
	30 min	12 h	24 h	48 h	60 h	72 h
Gr 1	1.83±0.04aA	1.38±0.04aB	0.96±0.04aBC	0.85±0.05aCD	0.73±0.05aDE	0.64±0.04aE
Gr 2	1.83±0.04aA	1.37±0.05aB	1.07±0.05abBC	0.96±0.04abCD	0.85±0.04abDE	0.73±0.05abE
Gr 3	1.83±0.04aA	1.64±0.04bB	1.38±0.04bC	1.07±0.05bCD	0.92±0.06bDE	0.84±0.04bE
Gr 4	1.83±0.04aA	1.36±0.03aB	1.07±0.06abBC	0.85±0.04aCD	0.73±0.05aDE	0.63±0.04aE
	Malondialdehyde (nM/10^8 sperm)					
	30 min	12 h	24 h	48 h	60 h	72 h
Gr 1	2.51±0.05aA	2.33±0.06bB	2.93±0.06cC	3.48±0.05cD	4.14±0.06cE	4.54±0.05cF
Gr 2	2.51±0.05aA	2.12±0.05abB	2.59±0.05bC	2.93±0.04bD	3.35±0.04bE	3.60±0.04bF
Gr 3	2.51±0.05aA	2.02±0.04aB	2.04±0.04aC	2.54±0.03aD	2.83±0.04aE	3.15±0.05aE
Gr 4	2.51±0.05aA	2.15±0.04abB	2.56±0.04bC	2.93±0.04bD	3.46±0.05bE	3.53±0.03bF
	Aspartate amino transferase (U/L)					
	30 min	12 h	24 h	48 h	60 h	72 h
Gr 1	46.67±0.76aA	69.76±0.95cB	84.27±0.68dC	93.54±0.76dD	102.76±0.82dE	112.28±0.75dF
Gr 2	46.67±0.76aA	64.26±0.74bB	76.85±0.75bC	81.45±0.82bD	85.58±0.67bE	91.67±0.84bF
Gr 3	46.67±0.76aA	59.48±0.67aB	71.46±0.67aC	74.57±0.67aD	78.39±0.75aE	81.78±0.76aF
Gr 4	46.67±0.76aA	68.82±0.62cB	81.38±0.75cC	86.97±0.78cD	91.86±0.87cE	98.49±0.78cF
	Alanine amino transferase (U/L)					
	30 min	12 h	24 h	48 h	60 h	72 h
Gr 1	18.47±0.41aA	24.84±0.43dB	27.74±0.46dC	31.08±0.43dD	38.83±0.42cE	44.75±0.68dF
Gr 2	18.47±0.41aA	22.95±0.45bB	24.86±0.41bC	26.72±0.51bD	30.76±0.53bE	33.27±0.56bF
Gr 3	18.47±0.41aA	19.64±0.51aB	20.63±0.38aC	21.36±0.44aD	24.47±0.65aE	29.93±0.43aE
Gr 4	18.47±0.41aA	23.27±0.38cB	25.56±0.54cC	28.28±0.56cD	31.57±0.54bE	35.86±0.54cF
	Lactate dehydrogenase (U/L)					
	30 min	12 h	24 h	48 h	60 h	72 h
Gr 1	234.43±4.22aA	286.56±3.65cB	312.47±3.38dC	353.08±3.55cD	397.12±3.69cE	448.34±3.48dF
Gr 2	234.43±4.22aA	278.86±3.78bB	297.64±3.36bC	331.48±4.76bD	375.34±4.44bE	397.16±4.16bF
Gr 3	234.43±4.22aA	263.89±3.28aB	276.57±3.57aC	308.68±3.87aD	328.84±5.01aE	375.69±3.08aF
Gr 4	234.43±4.22aA	276.24±3.64bB	308.76±4.47cC	353.28±3.46cD	386.68±4.52cE	419.75±4.87cF

Means bearing different superscripts within rows (A, B, C, D, E and F) and columns (a, b, c and d) differ significantly ($P < 0.05$), n = 25. Gr 1: Control (0 µg of melatonin/150 × 10^6 spermatozoa), Gr 2: 10 µg of melatonin/150 × 10^6 spermatozoa, Gr 3: 20 µg of melatonin/150 × 10^6 spermatozoa and Gr 4: 40 µg of melatonin/150 × 10^6 spermatozoa.

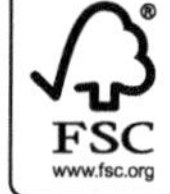

MIX
Papier aus verantwortungsvollen Quellen
Paper from responsible sources
FSC® C105338

Printed by Books on Demand GmbH, Norderstedt / Germany